JN116413

要点概説

遺伝子検査技術入門

Guide Book
第2版

熊本大学大学院生命科学研究部 教授

奥宮 敏可・著

リーブル出版

第2版の序

　本書を出版して19年の歳月が流れた。この19年の間に核酸を対象とする様々な分析技術が開発され、多くはすでに臨床に導入されている。特に一定温度条件で核酸を増幅する技術は多くのメーカーから販売され、感染症などの迅速診断に利用されている。また、次世代シークェンサーの登場により、全ゲノムシークェンスも現実のものとなり、ゲノムワイドな解析も日常的に行える時代となった。

　本書の役割も19年前ではある程度意味のあるものであったが、現在では検査技術の進歩についていけていないのが事実である。そこで、本文の脚注に追加のコメントを挿入し現状の核酸解析技術と、その基本理解ができるようにした。新たな情報は追加したが、それだけで遺伝子検査技術を網羅するものではない。本書は初学者が遺伝子検査技術のアウトラインを容易に理解できるようにした解説書である。著者の皆様には、本書はあくまで導入書として利用していただき、本書で理解した基本的事項をもとに専門書で深く学んでいただければ幸いと考える。本書が皆様の学習の一助になることを望んでいる。

2020年3月　著者

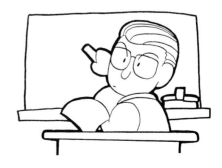

初版の序

　近年，分子生物学的手法の進歩には目をみはるものがある。元来，分子生物学は大腸菌やバクテリオファージなどを研究材料とする一部の基礎研究グループから始まったもので，当時は一つの学問として認知されるには至らなかった。ところが，1953年にWatson&Crickらによって提出された「DNAの二重らせん構造」が契機となり，1970年代には組み換えDNA技術が，さらに1980年代にはポリメラーゼ連鎖反応（polymerasechainreaction；PCR）が開発され，その応用範囲は驚異的な勢いで広がっている。最近ではヒトゲノム計画の進展と相俟って，遺伝子解析の方法論も変革の時代を迎えている。例えば，新規遺伝子のクローニングはファンクショナルクローニング（functionalcloning）からポジショナルクローニング（positionalcloning）へ，遺伝子発現の解析は個別遺伝子の分析からマイクロアレイテクノロジー（いわゆるDNAチップ）による多種遺伝子の一斉分析へと変遷している。現在では，これらの技術開発ならびにそれによって得られた多くの情報が，分子生物学の発展にさらに拍車をかけている。もはや分子生物学は，これまでの生物学や生化学，遺伝学，微生物学といった確立された学問領域の枠組みを越え，広範な生命現象を理解するための必須の学問となっている。

　このような時代の趨勢は，医学の分野にも否応なく影響を与え，遺伝子のレベルで病気を理解することはもとより，さらに進んで外来遺伝子を用いた遺伝子治療も試みられるようになってきた。また，遺伝子工学を駆使した様々な手法は，臨床検査・診断においても積極的に取り入れられ，遺伝病や感染症，腫瘍などの診断，組織適合性や血液型の判定，さらに一部の施設で取り組まれている遺伝子治療のモニタリングなどに応用されている。感染症の診断に至っては，既にいくつかの検査項目が保険診療適用となり，実際に医療現場で実施されるようになった。

　遺伝子検査が適応となる対象疾患や関連する学問領域は極めて広範で，その方法論も多岐にわたっている。本書は様々な遺伝子検査の共通の知識として，遺伝子工学の基本的技術ならびにその技術開発の背景となった分子生物学の基礎を概説したものである。特にこれから遺伝子検査を始める方々が，その基本原理をイメージできるように，細かい実験条件などの記載は極力省き，全体のアウトラインを概観できるように要点だけをまとめたものである。本書の活用法としては，系統的にまとめられた専門書に入る前の"頭ならし"として通読して頂ければ幸いである。説明にはできるだけ図を多用し，視覚的に理解できるように工夫したつもりであるが，筆者の稚拙な描写能力のため，読者の方々には誤解を招く点も多々あるかもしれない。曖昧な説明や誤った表現には，ご批判，ご助言を頂ければ幸いである。

　遺伝子検査技術に興味を持つ方々の知識の整理に，少しでもお役に立てることを願っている。

2001年3月　著者

要 点 概 説　遺伝子検査技術入門　目　　次

I　「遺伝子検査」という言葉について　　6 頁

II　遺伝子の構造と機能　　8 頁

III　DNA および RNA の調製　　21 頁

Ⅶ　ファンクショナルクローニングから 　　　　　　ポジショナルクローニングへ	91 頁

Ⅷ　SNP と近未来の医療システム	95 頁

おわりに	98 頁

I 「遺伝子検査」という言葉について

　本書では冒頭から「遺伝子検査」という言葉を用いているが，この言葉の意味は非常に曖昧である。本論に入る前に，この言葉について少し考えてみたい。一般に遺伝子検査というと，遺伝病の診断や血液型，個人識別などのいわゆる遺伝子解析（gene analysis），あるいは感染症の診断や転写産物（mRNA）の定量といった分子診断（molecular diagnosis）をイメージされるであろう。実際には，この二つの意味合いが混同されている場合があり，それが遺伝子検査に対する過敏反応の要因となっているとの指摘もある。言葉の意味からすると「遺伝子検査 = gene analysis」と考える方が妥当かもしれない。しかし，感染症の診断はウイルスや細菌の特定遺伝子あるいはその転写産物を標的とした検査法であるし，細胞内 mRNA の定量は遺伝子の発現レベルを評価するものであり，これは遺伝子の機能を調べるものとして理解することができる。すなわち，いずれも遺伝子の構造や機能を直接的あるいは間接的に調べることにほかならないのである。このような理由から，本書では gene analysis と molecular diagnosis の両者を含めたものとして，一般にも馴染みがある「遺伝子検査」という言葉を敢えて使用させて頂いた。遺伝子検査の対象疾患は極めて多彩であり現在さらに広がりをみせていることを考えれば，一義的なことばの意味よりも，むしろ検査の目的と特性を理解するとともに，検査結果がクライアント（必ずしも患者ではない）やその家族へ与える影響を充分に認識することの方が大切である。

　そのためには個々の遺伝子検査について；

① { 遺伝子（染色体上の塩基配列）を調べるのか？
　　 転写産物（mRNA）を調べるのか？

② ｛質的変化（変異や多型）を調べるのか？
　　量的変化（遺伝子増幅や発現量など）を調べるのか？

③ ｛ヒトのゲノム由来（内因性）か？
　　ウイルスや細菌などのゲノム由来（外因性）か？

　　　さらにヒト遺伝子の場合には，

④ ｛生殖系列（germ line）に乗り子孫に継承されるものか？
　　一部の体細胞だけに限定されるものか？

　　　たとえ生殖系列に乗ったものでも，

⑤　得られた遺伝子型と病気発症との相関性（浸透率；
　　penetrance）は高いのか低いのか？

⑥　予後や治療効果との関連性はどの程度明らかにされてい
　　るのか？

　などの点をできる限り明確にして議論することが必要であ
る。これらの点は，検査室における遺伝子検査の位置づけを
考える際にも重要である。

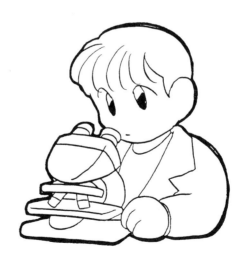

II 遺伝子の構造と機能

A 遺伝子の基本構造

"**遺伝子**"（gene）とは生物の遺伝形質を規定する細胞内構造単位で，ヒトを含む多くの生物ではデオキシリボ核酸（deoxyribonucleic acid；**DNA**）が，一部のウイルスなどではリボ核酸（ribonucleic acid；**RNA**）がその本体である。

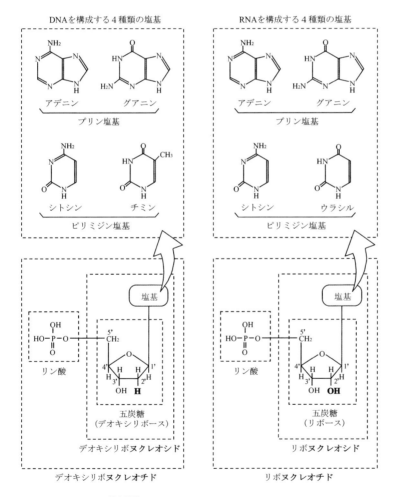

A．DNAの基本単位   B．RNAの基本単位

図1．DNAおよびRNAの基本単位

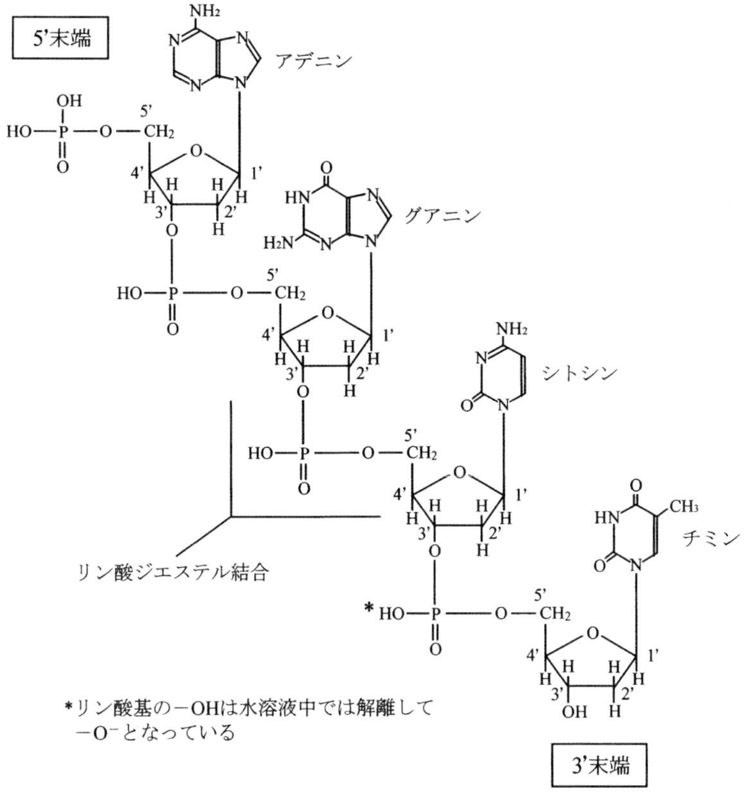

図2．DNA（1本鎖）の構造

DNAおよびRNAの基本単位はヌクレオチドとよばれ，図1
に示したごとく，それぞれ塩基（プリン塩基またはピリミジ
ン塩基），リン酸および五炭糖から構成されている。DNA
では一個の塩基を持った五炭糖（2-デオキシリボース）が，
両側にリン酸を介して連結（リン酸ジエステル結合）してい
る(図2)。このリン酸ジエステル結合に関与しているのは，
各デオキシリボースの5'-OH と 3'-OHである。DNA鎖の両
末端部分の内，5'-OHあるいは5'-OH にリン酸が結合して
いる方を **5' 末端**（5'-terminal；ファイブプライムターミナル）
といい，その反対側で3'-OH あるいは3'-OHにリン酸が結合
した方を **3' 末端**（3'-terminal；スリープライムターミナル）
という。すなわち，DNA鎖はその結合形態に方向性があり，
2本のDNA鎖は互いに逆向きに結合し，二重ラセン構造を
形成している（図3）。この結合に関与しているのが，プリ

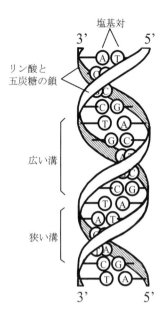

図3．DNAの二重ラセン構造

ン塩基（アデニン，グアニン）とピリミジン塩基（チミン，
シトシン）の間で形成される水素結合[*]である。

　この結合には法則性があり，図4のごとくプリン同士ある
いはピリミジン同士が結合することはなく，アデニン（A）
はチミン（T）と，グアニン（G）はシトシン（C）とのみ
結合する。RNA の場合は，チミンの代わりにウラシル（U）
がアデニンと結合する。これを**相補的結合**という。これらの
結合は，塩基の種類により強さが異なっている。A-T間の結
合は2本の水素結合で，G-C間の結合は3本の水素結合で結
ばれており，**G-C 間の結合力は A-T 間の結合力よりも強い。**
したがって，2本鎖DNA中のGCとATの比率は，DNA鎖間
の結合力を規定する重要な因子となっており，GCの比率が
高いほど互いのDNA鎖は強く結合している。

---

*　水素結合
　　共有結合している水素原子とその近傍の原子あるいは原子団との間に生じる引力相互作用（非共有結合）。
　例えば水分子は，分子中の酸素原子が水素原子よりも電子を引きつける力（電気陰性度）が大きいので，酸
　素原子は少しだけ陰荷電に偏り，逆に水素原子は少しだけ陽荷電に偏る。水素結合は，この微弱な陽荷電を持っ
　た水素原子が，他の水分子中の陰荷電を持った酸素原子と引き合う際に生じる結合で，静電的要素を主とし
　た非常に小さい結合エネルギーによって形成されている。2本鎖 DNA の場合は，対合する塩基中の水素と酸
　素あるいは水素と窒素が水素結合に関与している。

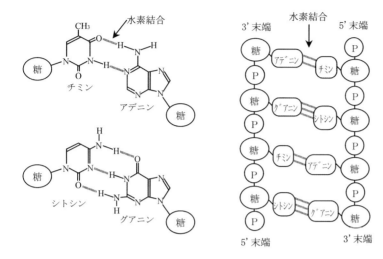

A．各塩基間で生じる水素結合　　B．DNA鎖間の相補的結合

図4．2本鎖DNAにおける塩基間の水素結合

　また，DNA の二重ラセン構造には，湿度に依存して変わる2つの形が存在している。溶液中あるいは高湿度の状態では「右巻きラセン B 型構造」といわれる形をとり，塩基面はラセン軸に対してはば直角で，塩基対の中心からバックボーンである五炭糖・リン酸までの距離が一定となっている。一方，低湿度の状態では「右巻きラセン A 型構造」といわれる形をとり，塩基面がラセン軸に対してやや傾き，塩基対の中心はラセン軸中心から外れている。生理的環境下での2本鎖 DNA は，通常「右巻きラセン B 型構造」をとるが，GC 結合の連続した部分では「左巻きラセン Z 型構造」とよばれる特殊な構造をとることもある。

B　染色体の成り立ち

　二重ラセン構造をとった DNA は，核蛋白の一種であるヒストン蛋白の会合した**ヌクレオソーム**[*]とよばれる構造体に約2回転巻き付けられ，さらにこれが幾度も折り畳まれて最終的に1本の**染色体**となる（図5）。ヒトの染色体は，44 本（22 対）の常染色体と2本の性染色体（女性は XX，男性は XY）で構成され，この中には約 60 億個の塩基対（bp；base pair

＊ヌクレオソーム（ヒストン重合体）

ヒストン蛋白質
　H1 → リンカー DNA と結
　　　　合してヒストン同士
　　　　をつなぐ。
　H2A × 2 ⎫
　H2B × 2 ⎬ 8量体として
　H3　× 2 ⎬ コアヒストン
　H4　× 2 ⎭ を形成する
1コアヒストンの周囲を 146bp
分の DNA が、左巻に約 1.75 回
転巻きついている。

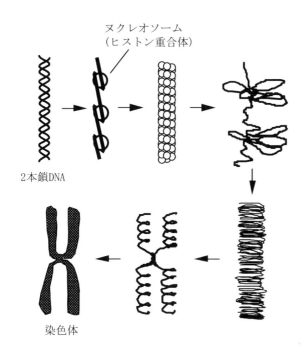

2本鎖DNA

ヌクレオソーム
（ヒストン重合体）

染色体

図5．DNA二重ラセンから染色体へ

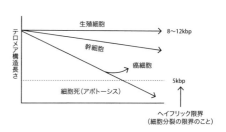

テロメア：染色体の 3' 末端側の
6 塩基（TTAGGG）の繰り返し
配列 5'-TTAGGGTTAGGG- 3'

1．生まれたばかりの細胞では、
　8 ～ 12kb の長さ
2．1 回の分裂で 100 ～ 200bp の
　短縮
3．細胞寿命を規定する「分子時
　計」
4．テロメア短縮→分裂停止→ア
　ポトーシス
5．細胞の癌化に関与

細胞の癌化（不死化）のためには
テロメア構造の伸長が不可欠

癌細胞ではテロメアを伸長させる
テロメラーゼ活性が強い

の略で対合した DNA 鎖の長さの単位）が含まれている。こ
れらを全てつなぐと全長約 2 m にも達する。10～20μm の細
胞核の中に 2 m もの DNA 鎖が折り畳まれていることを考え
ると，その効率の良さは驚くばかりである。一方，大腸菌な
どでは，染色体 DNA とは別に抗生物質耐性などに関与する
環状 2 本鎖の DNA が存在し，これを**プラスミド**（plasmid）
という。プラスミドは染色体 DNA とは独立して複製し，抽
出精製も比較的容易であることから，組み換え DNA 実験を
行う際には，外来 DNA の「運び屋」として有用な道具となっ
ている。

C　ゲノムと染色体

　ゲノム（genome）は，作業工程と詳細な仕様書付の設計
図に例えられるが，その意味するところは染色体でもなく，
もちろん遺伝子そのものでもない。ゲノムとは，ある生物の
持つ全染色体に書き込まれている一組の完全な遺伝子情報に
対して与えられた言葉である。別の言い方をすれば，その生

物の生命活動に必要な遺伝子群1セットと表現することができる。既述のごとく，ヒト体細胞中の染色体は計46本でその全長は約60億bpであるが，これをゲノムで表現すると，「ヒトのゲノムは約30億bpで常染色体22種類と性染色体2種類の計24種類の染色体から構成されている」ということになる。つまり，24種類の染色体に書き込まれた情報がヒトの全遺伝子情報，すなわちゲノムである。人は約37兆個の細胞から構成されているが、同じヒトの体細胞であれば、その核内には全く同じゲノム情報が含まれている。[*]

D DNAの複製

　染色体DNA中の遺伝情報は，細胞が分裂するたびにDNA分子のコピーが作られ次の細胞へ伝達される。これをDNAの**複製**（replication）という。まず，複製開始点（replication origin;ori；オリとよぶ）というDNA鎖の特定領域から2本のDNAが部分的にほぐれ，そこにDNAポリメラーゼ（polymerase）という酵素が働いて，親DNAの2本の鎖から新しい娘DNA鎖がそれぞれ作られ伸びてゆく（図6-1）。この部分を複製フォークという。ここで新しくできた娘DNA鎖の

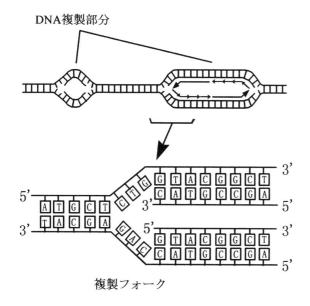

DNA複製部分

複製フォーク

図6-1. DNAの複製

*ゲノム遺伝子の多様性

　1つの受精卵から受け継いだゲノム情報は全ての体細胞で共通である。しかし、例外的に抗体やT細胞受容体を産生する免疫細胞においては、それをコードする遺伝子に極めて高い多様性がある。例えば、Bリンパ球は分化に伴い抗体遺伝子領域が再構成（rearrangement）されて胚細胞型の遺伝子構造から発現型遺伝子になるが、この過程でBリンパ球全体としては、ほぼ無限大に近い抗体遺伝子を獲得する。これらの多様性の獲得は、外界から侵入する未知の抗原（病原体、移植臓器など）や自己のゲノム遺伝子の構造変化（腫瘍細胞など）を認識するために必要となる。

*ヒトの体を構成する細胞の数

　従来からヒトの細胞数は60兆個という表現がされてきたが、実はその科学的根拠はない。2013年に初めて科学的根拠による細胞数が報告され、ヒトは約37兆個の細胞により構成されていることが報告された（Annal Hum Biol 2013）。しかし、この報告も実際に細胞数をカウントしたわけではなく、過去の論文等も利用した推定値であることから、今後修正される可能性もある。

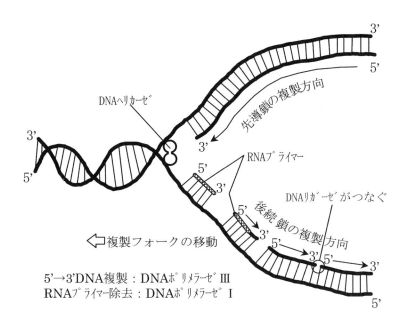

DNAヘリカーゼ

先導鎖の複製方向

3'

5'

3'

RNAプライマー

DNAリガーゼがつなぐ

後続鎖の複製方向

⇐複製フォークの移動

5'→3'DNA複製：DNAポリメラーゼ Ⅲ
RNAプライマー除去：DNAポリメラーゼ Ⅰ

図6-2. ＤＮＡ複製の方向性（先導鎖と後続鎖）

片方には親 DNA 鎖が保存されているので，これを**半保存的複製**（semiconservative replication）といい，複製のもととなる DNA 鎖を**鋳型**（template）という。ところで，この DNA 複製に関与する DNA ポリメラーゼという酵素は，１本鎖 DNA を鋳型として 5'→3' の方向にしか DNA 鎖を合成することができない。しかし，現実には２本鎖 DNA より分離した１本鎖 DNA は，5'→3' 方向と 3'→5' 方向の両方向へ娘 DNA 鎖が伸長されている。この一見矛盾した DNA 複製は，大腸菌で詳しく解析され，次のような機構で明解に説明されている（図 6-2）。

　まず，DNA トポイソメラーゼ（topoisomerase）によって二重ラセンが解かれ，さらに DNA ヘリカーゼ（helicase）により２本鎖 DNA 鎖はそれぞれ１本鎖に分離される。ここで１本鎖となった各 DNA 鎖は，3' 側と 5' 側では複製機構が異なっている。3' 側の DNA 鎖では，DNA ポリメラーゼⅢという酵素によって 5'→3' 方向に先導鎖（**リーディング鎖**；leading strand）が合成される。一方，5' 側の DNA 鎖では，最初に DNA プライマーゼ（primase）という酵素によって鋳型 DNA と相補的な RNA プライマーが合成される。この RNA プライマーを合成起点とし

てDNAポリメラーゼIIIが5'→3'方向に後続鎖（**ラギング鎖**；lagging strand）を不連続的に合成する（返し縫いのようなイメージ）。この不連続に作られたDNA鎖（岡崎フラグメントとよばれている）のRNA部分は，DNAポリメラーゼIの5'→3'エクソヌクレアーゼ活性により除去されDNAに置き換えられる。そして，最後にDNAリガーゼ（ligase）が新しく合成されたDNA断片の3'末端と1つ前のDNA断片の5'末端をつなぎ，DNA複製の全過程は完了する。この大腸菌DNAの自己複製機構は，基本的にはヒトと同じであるが，担当するDNAポリメラーゼの種類や性質は微妙に異なっている。また，ラギング鎖の形成に関わるRNAプライマーの除去とDNAへの置換機構は，生物にとって不可欠なDNA修復機構と同じものであると考えられている。

＊ DNAポリメラーゼの特製
　（DNA配列依存性DNAポリメラーゼ）
1. 複製の元となる鋳型（テンプレート）が必要
2. 合成起点（プライマー）が必要
3. dNTPs（dATP，d CTP，dTTP，dGTP）が必要
4. 5'→3'の方向にのみDNAを伸長する
5. 伸長するDNA鎖の3'端にOHが必要
6. 1本鎖DNAを3'→5'の方向に分解（プルーフリーディング）活性を持つものがある。
7. 5'→3'への分解活性を持つものもある

E　DNAから蛋白質への情報伝達

　遺伝子が細胞内で機能するためには，まず遺伝子すなわち染色体上のDNA配列からメッセンジャーRNA（messenger RNA；**mRNA**）へ情報が伝えられ，それをもとに最終的な機能単位である蛋白質が作られる。この一連の過程を遺伝子の**発現**（expression）といい，染色体DNAからmRNAへの遺伝情報の伝達を**転写**（transcription），mRNAから蛋白質が作られることを**翻訳**（translation）という（図7）。このDNA−RNA−蛋白質間の情報伝達には一定の方向性があ

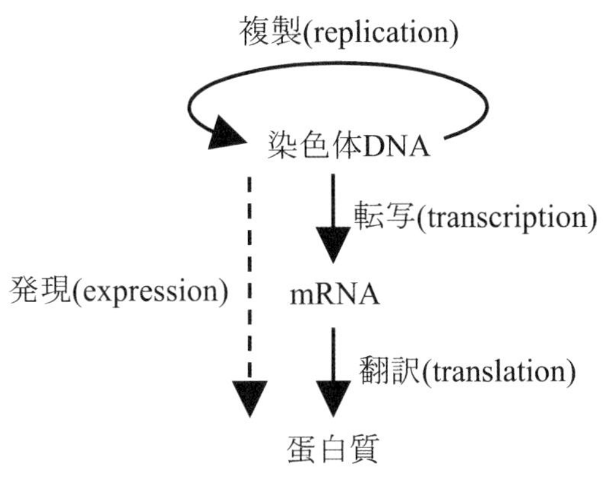

複製(replication)

染色体DNA

↓転写(transcription)

発現(expression)

mRNA

↓翻訳(translation)

蛋白質

図7．DNAの情報伝達（古典的セントラルドグマ）

り，これを**セントラルドグマ**（central dogma）* という。

　また，遺伝子が蛋白質（アミノ酸配列）の構造情報を持っていることを〝コードする（している）〟といい，例えば，「x 遺伝子は X 酵素の *a* サブユニットをコードしている」などと表現する。蛋白質のアミノ酸配列をコードしている方のDNA 鎖を**センス鎖**といい，もう一方の DNA 鎖（mRNA の鋳型となる DNA 鎖）を**アンチセンス鎖**という。このセンス鎖の**5' 側を上流**とよび，**3' 側を下流**とよぶ。2 本鎖 DNAを表示する場合には，原則としてセンス鎖を上に，その 5'末端（上流）を向かって左側となるように記載する。通常，1 つの遺伝子は，蛋白質の構造情報を含む領域とその上流に位置し転写を調節する領域から構成されている（図 8）。この上流領域には，プロモーターおよびエンハンサーなどとよばれる特別な領域が存在し，これらは遺伝子の発現量や発現

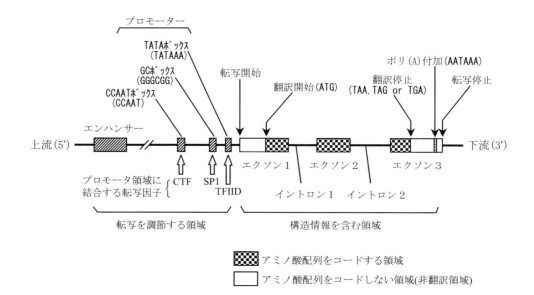

図 8．真核生物における遺伝子の基本構成

---

*　セントラルドグマ（central dogma）
　　DNA，RNA および蛋白質の 3 者における基本的な機能の相互関係を定義した説で，分子生物学の基本原則を意味し中心教義とよばれる。図 7 は古典的なセントラルドグマを示し，ヒトを中心とした真核生物の場合に限られる。現在では，一部のウイルスなどに認められる逆転写酵素や RNA 自己複製を考慮し，右図のように表される。

するタイミングを調節している。*

F　遺伝子の発現調節

　ヒトをはじめとする多細胞生物は，全ての体細胞の核内に同じ染色体 DNA を持っている。ヒトではこの染色体 DNA 中に約 2 万 2 千個の遺伝子（蛋白質まで翻訳されるもの）**が存在すると考えられているが，これら全ての遺伝子が常に発現しているわけではない。多くの遺伝子においては，細胞分化の各段階に呼応して，あるいは様々な環境変化によって，種々の転写調節因子が遺伝子調節領域に作用し，発現すべき遺伝子の種類や量，タイミングがコントロールされ，特定の機能を持った細胞やその集合体である臓器や各種体内器官が作られている。

　この発現パターンにより，遺伝子は 2 つのグループに大別することができる。まず一つは，細胞の持つ基本的機能を支配する遺伝子群で，生物体内のほとんど全ての細胞で絶え間なく発現している**ハウスキーピング遺伝子**（housekeeping gene）***とよばれるグループである（図 9）。この中には細胞の基本骨格を維持する蛋白質のほか，解糖系や TCA サイクルの酵素群をコードする遺伝子などが含まれている。もう一つは，細胞に固有の機能を付加する遺伝子群で，特定の細胞だけが大量に発現している組織特異的遺伝子（tissue specific gene）あるいはラクシャリー遺伝子（luxury gene）などとよばれるグループである。この中には，赤芽球のヘモグロビン遺伝子や形質細胞の免疫グロブリン遺伝子などが含まれている。

　一般に生物は，細胞内に核膜構造を持たない細菌やマイコプラズマ，クラミジア，リケッチアなどの**原核生物**

***プロモーターと転写因子**

　プロモーター領域には TATA ボックスや CAAT ボックス，GC アイランドなどの転写因子結合エレメントが存在し，ここに転写因子といわれる一群の蛋白質が結合することで **RNA ポリメラーゼ**の〝足場〟が形成される。これらの転写因子の助けを借りて，RNA ポリメラーゼは DNA 配列のアンチセンス鎖を鋳型として，転写開始点より 5'→3' の方向に RNA 鎖を合成する。

**ヒトゲノムを構成する遺伝子の数

　ヒトゲノム計画以前，ヒトのゲノムは 10 万〜15 万個あるいはそれ以上の遺伝子により構成されていると考えられていた。ところが，ヒトゲノム計画が進むにつれて次々と下方修正されるに至った。現在では，蛋白質までに翻訳される遺伝子は約 2 万 5 千個で，約 3,000 個は個体差があると推定されている。

　一方，蛋白質をコードしていない RNA を**ノンコーディング RNA**（ncRNA）と呼ぶが，近年では，この ncRNA がヒトゲノムの半分近い領域から転写されていることが分かってきた。この ncRNA の中でも**マイクロ RNA**（miRNA）は，蛋白質をコードする遺伝子から転写された mRNA の分解に関与することで，蛋白質への翻訳を抑制することが分かり，この現象は **RNA 干渉**（RNAi）と呼ばれている。

***　ハウスキーピング遺伝子（housekeeping gene）
　ハウスキーピング遺伝子とは，細胞の基本的機能を維持するために正常細胞中で絶え間なく発現している遺伝子群の総称であるが，これとは別に，本来発現するタイミングや量が厳格に調節されるはずの遺伝子が，その構造変化に伴い絶え間なく発現するようになることがある。これを**構成性発現**（constitutive expression）という。例えば，細胞の分化や増殖に関与する myc という癌原遺伝子は，染色体遺伝子の相同組み換え（転座）によって抗体遺伝子とつながり，その結果，Myc 蛋白質が構成性に大量発現され，細胞を癌化（バーキットリンパ腫）に導くことが知られている。

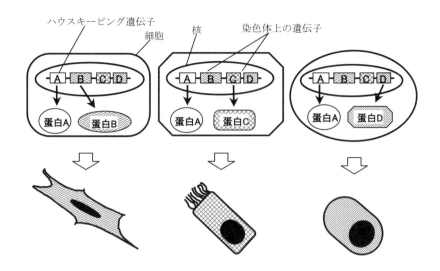

図9．ほとんどの細胞で発現するハウスキーピング遺伝子

（prokaryote）と，ヒトや真菌などのように核膜に覆われた
細胞核を持つ**真核生物**（eukaryote）に分類される（超好熱
菌やメタン細菌などの**古細菌**は，両者の中間的性質を有する
ことから，現在ではこれらとは別に分類されている）。原核
生物と真核生物の遺伝子構造およびその発現パターンは著し
く異なっている。ヒトを含む真核生物の遺伝子の構造領域に
は蛋白質コード領域を含む**エクソン**（exon）と，それらを
つなぐ**イントロン**（intron）あるいは介在領域（intervening
sequence）とよばれる領域が存在する。エクソンの配列は
mRNA に対応するが，イントロンの配列は mRNA に含ま
れない。また，最上流エクソンの5'側と最下流エクソンの
3'側には，蛋白質の構造情報を持たない**非翻訳領域**（non-
coding region）とよばれる領域がそれぞれ存在する（図8）。
真核生物においては，染色体 DNA から転写されて間もない
RNA は様々なイントロンを含むことから不均質な核内 RNA
（**ヘテロ核 RNA**；heterogeneous nuclear RNA；hnRNA）
とよばれ，これらは核内から細胞質へ移動する過程でイント
ロン部分が完全に脱落し，エクソンのみが連なった構造とな
る（図10-1, 10-2）。このイントロンを除く処理を**スプライシ
ング**（splicing）*という。また，RNA はスプライシングの過

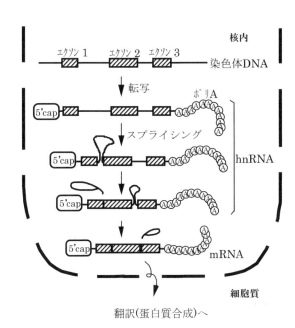

図 10-1. 染色体 DNA から mRNA への転写

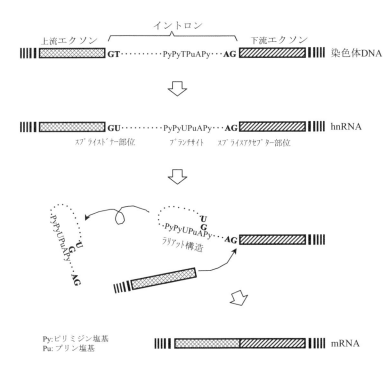

Py:ピリミジン塩基
Pu: プリン塩基

図 10-2. スプライシングの機構

＊スプライシング（splicing）

　染色体 DNA から mRNA に転写される過程で，不要なイントロン部分が切り取られることをスプライシングと称するが，この切り取られるエクソン／イントロンの境界部分には特別な塩基配列が存在する。特にイントロン両端の2塩基は種を越えて非常に強く保存されており，各イントロンの5'側は GT で始まり3'側は AG で終わる構造となっている。これを **GT-AG 則**（GT-AG rule:RNA 上では GU/AG となっているので GU-AG 則ともいう）という。このイントロンの5'側の配列を**供与部位**（ドナー部位；donor junction）といい，3'側を**受容部位**（アクセプター部位；acceptor junction）という。スプライシングの際には，最初にドナー側すなわちイントロンの5'末端が切断され，この先端がイントロン内のブランチサイトとよばれる特別な配列に結合し，投げ縄構造（lariat form）が形成される。その後，アクセプター部位が切断され，上流エクソンの3'-OH と下流エクソンの5'-リン酸の間でエステル結合が形成される（図 10-2）。このスプライスドナーあるいはアクセプター部位の突然変異により，様々なスプライシング異常を生じることが，多くの遺伝病で証明されている。

ミトコンドリア DNA（mtDNA）

1．16,569bp の環状2本鎖 DNA
2．1細胞に約数千個存在
3．母性遺伝する
4．13個の ORF（遺伝子）を持つ
　＊ open reading frame 読み取り枠 ATG から始まり終止コドンで終わる1個の mRNA ユニットのこと（DNA 配列から推定した蛋白質の翻訳ユニット）
5．rRNA やチトクローム c 酸化酵素のサブユニットをコードしている
6．宿主細胞の分裂に共役して複製される
7．代表的な mtDNA 異常
　nt3243A → G
　・ミトコンドリア脳筋症
　・糖尿病
　・難聴など

表1．遺伝子コードと対応するアミノ酸，開始コドンおよび停止コドン

		第 2 番 目 の 塩 基								
		U		C		A		G		
第1番目の塩基（上流側）	U	UUU	Phe	UCU	Ser	UAU	Tyr	UGU	Cys	U	第3番目の塩基（下流側）
		UUC		UCC		UAC		UGC		C	
		UUA	Leu	UCA		UAA	停止	UGA	停止	A	
		UUG		UCG		UAG		UGG	Trp	G	
	C	CUU	Leu	CCU	Pro	CAU	His	CGU	Arg	U	
		CUC		CCC		CAC		CGC		C	
		CUA		CCA		CAA	Gln	CGA		A	
		CUG		CCG		CAG		CGG		G	
	A	AUU	Ile	ACU	Thr	AAU	Asn	AGU	Ser	U	
		AUC		ACC		AAC		AGC		C	
		AUA		ACA		AAA	Lys	AGA	Arg	A	
		AUG	Met、開始	ACG		AAG		AGG		G	
	G	GUU	Val	GCU	Ala	GAU	Asp	GGU	Gly	U	
		GUC		GCC		GAC		GGC		C	
		GUA		GCA		GAA	Glu	GGA		A	
		GUG		GCG		GAG		GGG		G	

程で，5'末端への7－メチルグアニジンの付加（**キャップ構造**；図10-1 中の5'cap）および3'末端への**ポリアデニン**（10～200個のアデニン；図10-1 中のポリA）の付加が行われ成熟mRNAとなる。mRNAには3個の塩基からなる暗号（**コドン**；codon）があり，それぞれの**コドン**がアミノ酸の種類や**翻訳開始信号**（AUG），**翻訳停止信号**（UGA，UAG，UAA）を規定している（表1）。このように真核生物の場合には，原則として1つのmRNAは1つの蛋白質の情報を含んでおり，これをモノシストロニックであるという。一方，細菌などの原核生物のmRNAは，複数の蛋白質の情報を含んでいる場合が多く，蛋白質の情報を含む領域をシストロン（cistron）とよび，細菌のmRNAはポリシストロニックであるという。最近の研究から，ヒトの場合でも半数近い遺伝子は，1つの遺伝子から複数のmRNAが転写されていることが分かってきた。これは選択的スプライシング（alternative splicing）という機構で説明されている。選択的スプライシングでは，1つの遺伝子から異なる領域がスプライシングされることにより，複数の成熟mRNAが転写される。生体を構成する数十万種類ともいわれる蛋白質が，2万2千個の遺伝子から作られていることを説明するための重要な機構として考えられている。

III　DNA および RNA の調製

A　DNA の物理化学的性質

　2本鎖 DNA は比較的弱い水素結合で互いに結合しているため，様々な条件下で解離や再結合が起こる。2本鎖 DNA が解離して1本鎖になることを**変性**（denaturation）といい，解離した1本鎖 DNA 同士が互いに相補的な部分で再び結合することを**アニーリング**（annealing）という。変性／アニーリングの状態を調べるには，DNA 中の塩基の吸収波長である 260nm の吸光度を測定する。2本鎖の時よりも1本鎖の時の方が吸光度は高い。例えば図11のごとく，2本鎖 DNA を含む溶液の温度を徐々に上げていくと，ある一定の温度までは2本の DNA は解離しないが，それを過ぎると急速に解離が起こり吸光度は増加する。この吸光度の増加が1/2の時の温度を**変性温度**（melting temperature；**Tm**；ティーエムとよぶ）という。溶液の温度がTmの時には，2本鎖と1本鎖の DNA 部分が等量混在することとなる。Tm は PCR やサザンブロット，ノーザンブロットなどで，DNA － DNA

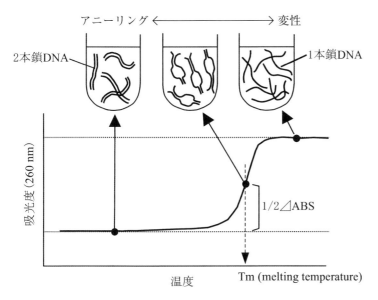

図 11. DNA の変性と温度の関係

あるいは DNA － RNA を相補的に結合（**ハイブリッド形成**：hybridization）させる時の重要なパラメーターとなり，**Tm が高いほど両者の結合力は大きい。**熱以外でこの結合に影響を与える因子としては，塩濃度，pH などがある。その他，ホルムアミドは DNA 分子内の水素結合を弱める性質があり，DNA-DNA あるいは DNA-RNA 間でのハイブリッド形成の条件設定に用いられる（図 29-3，ハイブリダイゼーションへの影響因子参照）。また，前述のごとく 2 本鎖 DNA 中の G-C 間の結合は A-T 間の結合より強いため，DNA 中の GC 含量が多いほど Tm は高くなる。

B　DNA および RNA の抽出

我々の体液には多くの DNA 分解酵素（DNase）や RNA 分解酵素（RNase）が存在する。特に唾液や汗中の RNase 活性は高く，DNA や RNA を扱う場合には，ビニール手袋をして不要な会話を慎む必要がある。また，DNA を抽出・精製する際には RNase を，RNA を抽出・精製する際には DNase を用いる場合もあるので，DNA と RNA を扱う場所（部屋あるいは実験台）や器具類（ピペットや電気泳動装置など）は完全に区別する必要がある。さらに，DNA の溶解液としては，DNase の補因子となる 2 価金属イオン（Mg^{2+}など）を除くため，EDTA などのキレート剤を入れたものを使用する。通常はオートクレーブで滅菌された EDTA 含有トリス塩酸緩衝液 pH8.0（TE；ティーイーとよぶ）を用いる。RNA の場合には，蒸留水や試薬，器具類は RNase の強力な阻害剤であるジエチルピロカーボネイト（diethylpyrocarbonate；DEPC）* で処理したものを用いる。

＊　DEPC（diethyl pyrocarbonate）処理
　　RNA を扱う実験では，RNA 分解酵素（RNase）の混入に充分注意する必要がある。そこで，使用する蒸留水や器具類は,RNase の強力な阻害剤である DEPC を用いて脱 RNase を行う。蒸留水や試薬類（オートクレーブに耐えるもののみ；アミノ酸が含まれるものは不可）を DEPC 処理する際には，目的の溶液に 0.1％の割合に DEPC を入れ，時々撹拌しながら 37℃で 2 時間以上加温し完全に溶解させる。DEPC は以降の酵素反応等に影響を及ぼすので，121℃で 30 分程度オートクレーブして DEPC を除去する。オートクレーブ後も DEPC の臭いがするようであれば，再度オートクレーブして完全に DEPC を除去する。DEPC には発癌作用があるので，取り扱うときには換気に注意し，必ず手袋を着用して作業を行う。

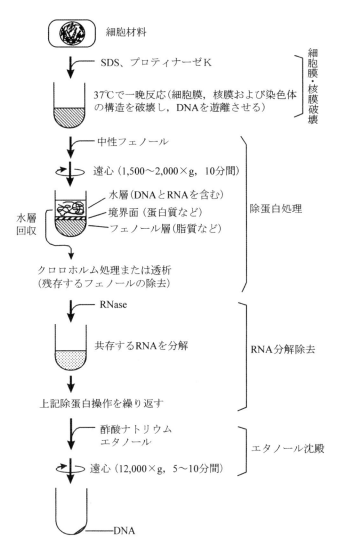

図 12. 細胞からDNA の抽出

カオトロピックイオン
　　（カオトロピック剤）
・水分子間の相互作用（水素結合など）を壊すことで、細胞膜や核膜成分の疎水性を弱め、細胞膜、核膜の溶解性を高める
・グアミジン塩や尿素、ヨウ化カリウムなど代表例

1)　DNA の抽出

　図12 に DNA 抽出の基本手順(古典的な方法)を示した。ウイルスや生物細胞は外殻を蛋白質に包まれており，DNA も多くの蛋白質と密に結合している。そこで DNA 抽出の際には，図 12 に示すごとく，強力な界面活性剤（sodium dodecyl sulfate；SDS）を加え細胞膜や核膜などを破壊し，さらに蛋白質分解酵素（プロティナーゼ K）を加え蛋白質を分解する。これに中性フェノール（トリス塩酸緩

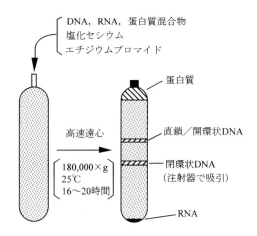

DNA, RNA, 蛋白質混合物
塩化セシウム
エチジウムブロマイド

高速遠心

180,000×g
25℃
16〜20時間

蛋白質

直鎖／開環状DNA

閉環状DNA
（注射器で吸引）

RNA

図13. 塩化セシウムによる DNA の精製

衝液で平衡化したもの）を加えると蛋白質は完全に変性
し，フェノール層と水層の間に集められる。DNA が存在
する水層には RNA も溶解しているので，共存 RNA を分
解するため RNase を加え，再び除蛋白操作を行う。除蛋
白後，DNA が含まれる水層を回収し，これに約 2.5 倍量
のエタノールを混和して DNA を沈澱させる（**エタノール
沈澱**）。遠心分離後，上清のエタノールを捨て，適当な溶
媒（例えば TE など）に溶解する。フェノールは強力な蛋
白変性剤であるが，これが後の酵素反応等に持ち越される
と反応を阻害するので，通常はクロロホルム処理や透析に
よって残存するフェノールを除去する。この他，特に高純
度の DNA（プラスミドなど）を大量に調製したい時には，
塩化セシウム（CsCℓ）による密度勾配遠心法が用いられ
る（図13）。蛋白質の発現実験などには，このレベルの高
純度 DNA が必要となる。最近では各メーカーからさまざ
まな DNA 抽出キットが発売されており，短時間で効率的
な DNA 調製ができるようになってきた。特に臨床現場で
は DNA 抽出のためにフェノール等の有機溶媒を使うこと
はなくなったが，その処理過程には従来からの方法と同様
に，①細胞膜・核膜の破壊および DNA に結合している核
蛋白の変性，②除蛋白，③RNA の除去，④アルコール類
による DNA の塩析という基本ステップは含まれている。

＊遠心分離

　遠心力の強さを表す指標とし
て実験室では相対遠心力（×g）
が用いられる。相対遠心力とは
地上の重力を1とした時、遠心中
にその何倍の重力がかかるかを
表したもので、回転数と回転半
径で次のように計算される。
　相対遠心力（×g）
　＝ $1.118 \times 10^{-5} \times N^2 \times r$
　N：回転数／分（rpm）
　r：回転半径（cm）
　例えば、N = 3000rpm、r =
15cmであれば、相対遠心力は
約 1500 × g となる。この式が示
すごとく、回転半径が2倍になれ
ば相対遠心力も2倍になるが、
回転数が2倍になると相対遠心
力は4倍になる。すなわち、回
転半径よりも回転数の変化の方
が、遠心力へ与える影響は大き
い。

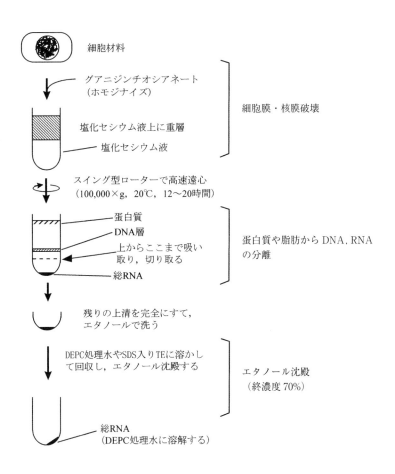

図 14-1.　グアニジン-塩化セシウム超遠心法に
　　　　よる総 RNA の抽出

2)　RNA の抽出

　細胞が死滅すると自己融解がおこり，細胞内の RNA は
内在性の RNase によって急速に分解される。そのため，
RNA を抽出する際には，材料となる生物試料（細胞など）
をできるだけ迅速に凍結するか，生細胞のまま直接抽出処
理する必要がある。凍結材料または生きた状態の細胞にカ
オトロピック剤の1つであるグアニジンチオシアネートを
加え，RNase を失活させながら細胞をホモジナイズし，
これを塩化セシウム溶液に重層して超遠心する。遠心後，
蛋白質は上層に，DNA は中間層にそれぞれ移行し，最も
比重の重い RNA は管底に沈澱する。この RNA を DEPC
処理した滅菌蒸留水で溶解し，エタノール沈澱の後，総

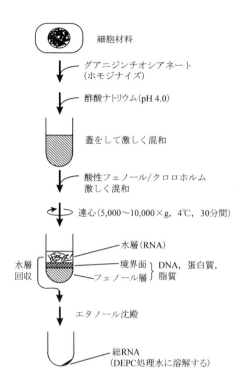

細胞材料

グアニジンチオシアネート
（ホモジナイズ）

酢酸ナトリウム（pH 4.0）

蓋をして激しく混和

酸性フェノール/クロロホルム
激しく混和

遠心（5,000〜10,000×g，4℃，30分間）

水層（RNA）

境界面 DNA，蛋白質，
フェノール層 脂質

水層
回収

エタノール沈殿

総RNA
（DEPC処理水に溶解する）

図 14-2. AGPC法による総 RNA の抽出

RNA を回収する（図 14-1）。

　この方法は**グアニジン‐塩化セシウム超遠心法**とよば
れ，大量の RNA を調製する時などに利用されるが，超遠
心機が必要なうえに，微量の RNA の回収率が低いなどの
欠点がある。最近では比較的簡単で特別な装置のいらない
AGPC法[*]（acid guanidinium-phenol-chloroform 法）を基
本原理とする抽出方法が多用されている。AGPC 法では
次のようにして RNA を抽出する。まず，細胞をグアニジ
ンチオシアネート存在下でホモジナイズし，これに酢酸ナ
トリウム（pH4.0 付近）を加えて酸性とする。次に，この

＊　AGPC（acid guanidium-phenol-chloroform）法
　　DNAやRNA などの核酸は，中性 pH 付近の水溶液中ではリン酸基が解離して負の荷電を帯び，この部分が
水和することで親水性の高分子コロイドとなり水溶液中に拡散している。ところが，この溶液を酸性にする
とリン酸基の解離が抑えられ，核酸の極性は水酸基の数に依存するようになる。すなわち，酸性条件下では，
水酸基が少ない DNA は水酸基が多い RNA よりも親水性が劣ることとなる（図 1．DNA の 2'-H と RNA の
2'-OH を参照）。この状態でフェノール処理すると，脂質や DNA はフェノール層に移行し，RNA は水層に留
まり，蛋白質などは水層とフェノール層の境界面に集まる。この水層だけを回収すれば，高純度の RNA が得
られる。

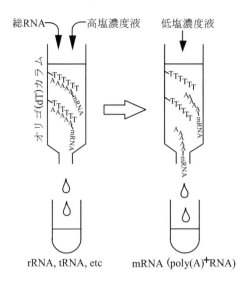

総RNA　高塩濃度液　　低塩濃度液

rRNA, tRNA, etc　　mRNA (poly(A)⁺RNA)

図 15. 総 RNA から mRNA の回収

細胞抽出液を酸性条件のままで酸性フェノール／クロロホルム抽出する（現在では吸着フィルターを利用して回収する方法が主流となっている）。この水層に溶解している総RNA（total RNA）をエタノール沈殿などにより回収する（図 14-2）。

　グアニジン－塩化セシウム超遠心法や AGPC 法で抽出された RNA は，ほとんどがリボゾーム RNA（rRNA）やトランスファー RNA（tRNA）で mRNA は 5 ％以下である。目的とする遺伝子の発現量が少ない時は，さらに総RNA から mRNA を精製する必要がある。ヒトを含む真核生物の mRNA は，3' 末端にポリ A が付加されているので，このポリ A と相補的なオリゴ（dT）セルロースカラムなどを利用して mRNA のみを回収する（図 15）。この方法で抽出精製された RNA を**ポリ(A)⁺RNA** という。

C　分光光度計による核酸定量

　抽出・精製された DNA や RNA の定量は，260nm における吸光度を測定することによって行われる。一般的には 260nm における吸光度が 1.0 を示した時の核酸濃度（ナトリウム塩としての値）を，2 本鎖 DNA では 50 μg/ml，1 本鎖 DNA では 33 μg/ml，1 本鎖 RNA では 40 μg/ml として核酸濃度

ゲノム DNA（2 本鎖 DNA）抽出液の濃度測定と任意濃度の DNA 液調製

設問
ヒト細胞からゲノム DNA を抽出し，TE に溶解した DNA 原液が 500μℓ 回収された。

この原液 5.0μℓ に精製水 200μℓ を加え希釈した DNA 溶液の吸光度を 260nm で測定したところ、0.120 であった。

問1.　DNA 原液の希釈倍数は？

問2.　希釈液の DNA 濃度は？

問3.　DNA 原液の濃度は？

問4.　この DNA 原液中に含まれる DNA は何 g か？

問5.　この DNA 原液から 50μg /mℓ の DNA 溶液を 100μℓ 作るには？
　　DNA 原液：　　　μℓ
　　希釈に用いる TE：　　μℓ

が計算される。*核酸溶液の純度は 260nm（核酸の主吸収波長）と 280nm（蛋白質や他の芳香族化合物の吸収波長）の吸光度を測定して評価され，260nm/280nm の吸光度比が 2.0 に近いほど蛋白質やフェノールなどの混入が少ないとされている。溶媒組成や測定機種などによって多少異なるが，実際には 1.8 〜 1.9 程度で充分である。また，320nm の吸光度をブランク値として差し引けば，キュベットの汚れやキズ等の影響を抑えることもできる。一方，合成オリゴヌクレオチド（数十塩基）の場合には，塩基数が少ない分だけその組成に偏りを生じる可能性もあるので，個々のヌクレオチドのモル吸光係数からオリゴヌクレオチド全体のモル吸光係数を求めモル濃度を算出することもある。表2にデオキシリボヌクレオシド1リン酸の分子量，モル吸光係数およびモル濃度計算の実例を示した。

＊核酸溶液の吸光度

核酸の吸光度は溶液の塩濃度やpHで微妙に変化するので，再現性のある測定値を得るためには，常に同じ溶液組成で測定することが必要である。また，長い1本鎖のDNAやRNAは高次構造をとりやすく一部2本鎖状になっていることも考えられるので，厳密な意味での定量は難しい。

表2．塩基種別デオキシリボヌクレオシド1リン酸の分子量とモル吸光係数（260nm，pH7.0）

塩基種別	記号	分子量	分子量(Na塩)	モル吸光係数
アデニン	A	313	335	15300
グアニン	G	329	351	11800
チミン	T	304	326	9300
シトシン	C	289	311	7400
ウラシル	U	290	312	10100
A，G，T，Cの平均		309	331	10950

ここに記載した分子量は，DNA鎖中で重合しているヌクレオチド1個（モノヌクレオチド）の値であり，エステル結合で失う水の分子量(18)を差し引いたものである。また，通常の核酸抽出では個々のヌクレオチドはナトリウム塩となっているので，ナトリウムと水素の分子量の差(23−1＝22)を加算した値を"分子量(Na塩)"として示している。塩基組成に偏りがなければ、260nm の吸光度が 1.0 のときのオリゴヌクレオチドの重量濃度は 30μg/ml（331/10950×1000）となる。以下にオリゴヌクレオチドのモル濃度計算の実例を示した。

【オリゴヌクレオチドのモル濃度の計算】

塩基数 26(A×6，G×5，T×7，C×8)で，この核酸原液を 500 倍希釈したときの 260nm での吸光度が 0.230 とする。

計算方法1（平均モル吸光係数 10950 を利用する場合）

オリゴヌクレオチドのモル吸光係数＝26×10950＝28470

核酸濃度(mol/L)＝0.230×500／28470≒0.000403

計算方法2（個々のヌクレオチドのモル吸光係数を利用する場合）

オリゴヌクレオチドのモル吸光係数＝6×15300＋5×11800＋7×9300＋8×7400＝275100

核酸濃度(mol/L)＝0.230×500／275100≒0.000418

塩基配列中のA, G, T, Cの比率に著しい偏りがなければ，上記のごとく2つの計算値に大差はない。PCR のプライマーやハイブリダイゼーションのプローブなどに使用する場合は，この程度の差はあまり問題にならない。

Ⅳ　DNA のクローニング

A　遺伝子工学で利用される酵素類

　DNA や RNA などの核酸を切断する酵素を一般的に**ヌクレアーゼ**（nuclease）といい，合成・伸長する酵素を**ポリメラーゼ**（polymerase）という。また，ポリヌクレオチド（DNA鎖など）の途中を切断するヌクレアーゼを**エンドヌクレアーゼ**（endonuclease）といい，末端から切断するヌクレアーゼを**エクソヌクレアーゼ**（exonuclease）という。さらに，特定の塩基配列を認識して DNA 鎖を切断するエンドヌクレアーゼのことを**制限酵素**（restriction enzyme）という。元来，細菌が持つ制限酵素による DNA の切断は，外来 DNA が宿主細胞へ侵入するのを防ぐための自己防衛機構の1つと考えられている。宿主自身の DNA は特異的メチラーゼによってメチル化[*]されているので，自己の制限酵素により切断されることはない。これにより外部からのDNAの侵入は"制限"されることとなる。代表的な制限酵素を図16に示した。*Eco*RI や *Bam*HI では，切断断片の一部が1本鎖状となって突き出している。これを**付着末端**（cohesive end）といい，この部分は再結合の際に選択性を有する。一方，*Alu*I や*Pvu*Ⅱでは切断端に1本鎖状の突き出した部分がない。これを**平滑末端**（blunt end）といい，再結合の際には選択性を

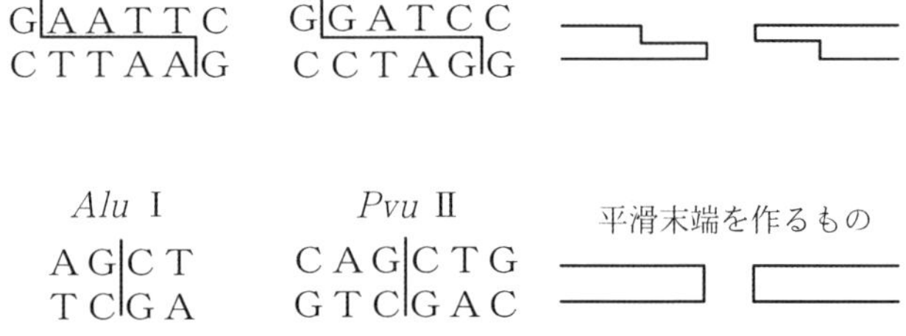

* DNA のメチル化と制限酵素

　実験室で使われる大腸菌の多くは，*dam*（DNA adenine methylase）遺伝子および *dcm*（DNA cytosine methylase）遺伝子を持っている。*dam* メチラーゼは GATC 配列の A をメチル化し，*dcm* メチラーゼは CC（A/T）GG 配列の2番目の C をメチル化する。大腸菌を使って DNA をクローニングする場合，使用する制限酵素の認識部分がこれらの配列と重なると，本来切れるはずの DNA 配列が切れなくなる。その場合には *dam*[−] あるいは *dcm*[−] の菌株を使って DNA を再調製しなければならない。また，哺乳類由来の DNA は GC 配列の C がメチル化されいることがあり，そのため制限酵素で切断できない場合もある。これらの情報は制限酵素のカタログに詳しく記載されているので，使用前に充分確認しておく必要がある。

　　*Eco*RⅠ　　　　　*Bam*HⅠ　　　　付着末端を作るもの

G｜A A T T C　　　G｜G A T C C
C T T A A｜G　　　C C T A G｜G

　　*Alu*Ⅰ　　　　　*Pvu*Ⅱ　　　　　平滑末端を作るもの

A G｜C T　　　　C A G｜C T G
T C｜G A　　　　G T C｜G A C

図 16.　制限酵素とDNA切断

表3．遺伝子工学で用いられる主な酵素類

名　　　称	作　　　　　用
E.coli DNA polymerase I	DNA依存性の5'→3'DNA合成、3'→5'DNA分解（1本鎖部分）、5'→3'DNA分解
Klenow fragment	*E.coli* DNA polymerase I から5'→3'DNA分解活性を除去したもの
T$_4$DNA polymerase	3'→5'DNA1本鎖部分分解（高活性）、5'→3'DNA合成（低活性）
耐熱性DNA polymerase	好熱菌由来のDNA依存性DNA polymerase、PCRなどに利用される
Taq DNA polymerase	5'→3'DNA合成、5'→3'DNA分解（低活性）、TdT活性
Tth DNA polymerase	5'→3'DNA合成、5'→3'DNA分解（低活性）、TdT活性、逆転写活性
Pfu DNA polymerase	5'→3'DNA合成、5'→3'DNA分解（低活性）、3'→5'DNA分解（1本鎖部分）
S1 nuclease	対合したDNA鎖の1本鎖部分のみを分解
Ribonuclease H(RNase H)	DNA-RNAハイブリッドのRNA部分のみを分解
E.coli DNA ligase	DNA鎖の3'-OHと5'-Pをリン酸ジエステル結合させる（平滑末端は不可）
T$_4$DNA ligase	同上、DNA鎖同士の連結（付着末端、平滑末端どちらも可能）
Alkaline phosphatase	DNA鎖の5'末端のリン酸を除く（BAPまたはCIAP）
T$_4$ polynucleotide kinase	脱リン酸化されたDNA鎖の5'にATP γ位のリン酸を付加する
Reverse transcriptase	RNA依存性の5'→3'DNA合成（AMVまたはM-MLV由来）
T$_7$RNA polymerase	T$_7$プロモーターを認識して2本鎖DNAからRNAを合成（プライマー不要）

持たない。現在，200 種類以上にも及ぶ特異性の異なる制限酵素が見いだされ，その多くが市販されている。DNA ポリメラーゼやその他の核酸修飾酵素を表3にまとめて示した。制限酵素を含めこれらの酵素群は，遺伝子を操作する際に〝ハサミ〟と〝ノリ〟のような役目をする重要な道具である。

　一般に市販されている制限酵素などの核酸修飾酵素には，安定化剤として 50％グリセロールが含まれている。高濃度のグリセロールが酵素反応に持ち越されると，基質特異性に影響を与えるので，使用に際してはグリセロールの終濃度が少なくとも 5％以下になるように希釈する。そのほか，塩濃度や pH，温度，さらに BSA（牛血清アルブミン）の添加などの反応条件は，試薬添付資料に指定された通りに調整しなければならない。不適切な反応条件下では，制限酵素が本来の切断部位とは異なる配列を切断することがある。この非特異的な切断活性のことを**スター活性**（star activity）という。スター活性による切断配列とその頻度は，制限酵素の種類と反応条件の組み合わせによって決まっており，メーカー提供のカタログや添付資料に詳細に記載されている。特に 2 種類以上の制限酵素を同一反応条件で使用する場合には，これらを参考にスター活性をできるだけ抑えるように共通の至適条

件（あるいは準至適条件）を設定する必要がある。

B　mRNA から cDNA の合成および増幅

　mRNA はそのままでは極めて不安定であるうえ，大腸菌
への導入や PCR による増幅ができないので，一旦その塩基
配列を DNA に移し換える。これにはレトロウイルスの持つ
逆転写酵素（reverse transcriptase）が利用され，mRNA の
塩基配列に相補的な DNA（complementary DNA；**cDNA**）
が合成される（図 17）。この時，逆転写酵素を働かせるため
には cDNA 合成のきっかけとなる塩基配列が必要で，これ
を**プライマー**（primer）という。一般的には，ポリ A を鋳
型にしてオリゴ（dT）をプライマーとして用いる。鋳型と
なる mRNA に相補的な cDNA 鎖（**first strand DNA**）が合
成されると，もとの RNA は RNase H により分解除去され
る。次に DNA ポリメラーゼを作用させて反対側の DNA を
合成し，最後に DNA リガーゼで連結して 2 本鎖の cDNA

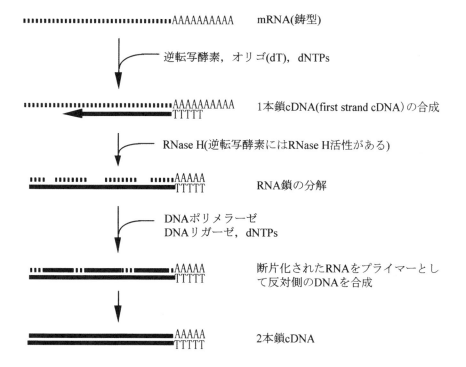

図 17．mRNA から cDNA の合成

とする。mRNA から 1 本鎖 cDNA の合成には，Moloney murine leukemia virus（M－MLV）や avian myeloblastosis virus（AMV）由来の逆転写酵素が利用されるが，これらには RNase H 活性があるので，別に RNase H を入れなくても RNA 部分は分解され，2 本鎖 cDNA は合成される。このようにして作られた 2 本鎖 cDNA は，バクテリオファージなどに組み込んだ後，大腸菌に導入（transfection）され，個別に均一な状態で増やすことができる。ここで個別に均一化された cDNA 群には，その細胞で発現している全ての mRNA 由来の cDNA が含まれており，さながら「図書館」のようなものなので **cDNA ライブラリー**[*]という。この cDNA ライブラリーから目的の cDNA を選択するためには，プラークハイブリダイゼーションやコロニーハイブリダイゼーション[**]などの技術が用いられる。このように種々雑多な DNA から均一な DNA にしていくことを**クローニング**（cloning）という。図 18 に遺伝子クローニング技術の概略を示した。

　近年，このクローニング操作を簡略化するため，逆転写酵素と **PCR**（ポリメラーゼ連鎖反応；polymerase chain reaction）を組み合わせた **RT－PCR**（reverse transcription-PCR）が

---

[*]　cDNA ライブラリーとゲノム DNA ライブラリー
　　cDNA ライブラリーは，細胞内に発現している全ての mRNA 由来の cDNA によって構成されている。したがって，用いる細胞の種類によって含まれる cDNA クローンの種類や量が著しく異なっている。一方，染色体 DNA を適当な制限酵素で切断して，それらをバクテリオファージやプラスミドなどのベクターに組み込んだものはゲノム DNA ライブラリーとよばれている。ゲノム DNA ライブラリーには，cDNA ライブラリーとは異なり，イントロンや 5' および 3' 非翻訳領域，転写調節領域などの遺伝子領域（約 30%）と遺伝子同士の隙間を埋めるスペーサー配列や偽遺伝子（pseudogene；進化の過程で生じた機能しない遺伝子），反復配列などの非遺伝子領域（約 70%）が含まれており，蛋白質をコードする部分は数 % にすぎない。また，通常ゲノム DNA ライブラリーでは，1 つの遺伝子が複数のクローンに分断されて存在している（図 18）。cDNA ライブラリーとゲノム DNA ライブラリーを総称して遺伝子ライブラリーといい，これらを用いて未知の遺伝子が検索される。

[**]　プラークハイブリダイゼーションとコロニーハイブリダイゼーション
　　プラークとはバクテリオファージが細菌に感染して生じる寒天培地上の溶菌斑のことで，1 つのプラークには 1 つの感染ファージ由来の子孫ファージが含まれている。プラークハイブリダイゼーションとは，この寒天培地上に形成されたプラークを，ニトロセルロースなどのフィルターに移し取り，アルカリ変性の後，予め作製しておいたプローブをフィルター上でハイブリダイズさせ，プローブと相補性のある DNA クローンを検出する技術である。コロニーハイブリダイゼーションとは，遺伝子組み換えにより作製されたプラスミドを大腸菌に導入（**形質転換**；transformation）した後，寒天培地上に形成されたコロニーをニトロセルロースなどのフィルターに移し取り，溶菌・アルカリ変性の後，プラークハイブリダイゼーションと同様にプローブをハイブリダイズさせ，目的の DNA クローンを検出する技術である。

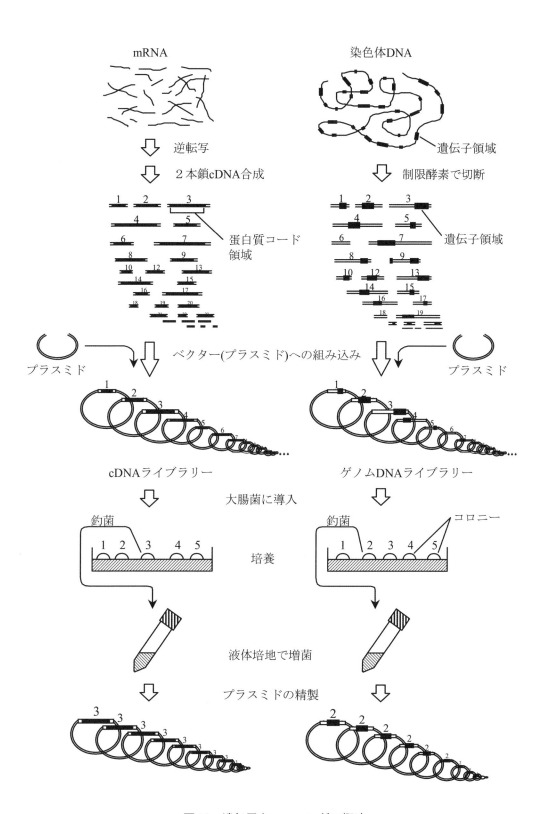

図 18. 遺伝子クローニングの概略

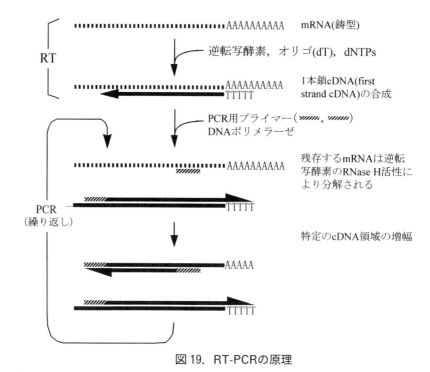

図 19. RT-PCRの原理

多用されている。図 19 に示すごとく，RT-PCR では mRNA
から 1 本鎖 cDNA（first strand DNA）の合成後，1 組の
PCR プライマーと耐熱性 DNA ポリメラーゼ（例えば *Taq*
DNA polymerase；高度好熱菌 *Thermus aquaticus* から同
定された DNA 配列依存性の DNA 合成酵素）を用いてその
まま cDNA の増幅を行う（PCRの詳細については後述する）。
この方法は，目的とする mRNA の塩基配列がわかっている
ことが前提となるが，ファージへの cDNA の組み込み，大腸
菌への導入が不要であり大幅に時間短縮ができる。RT-PCR
をさらに簡便に行うため，ユニークなキットが市販されて
いる。この中には，*Thermus thermophilus* という高度好熱
菌の持つ DNA 合成酵素をもとに，遺伝子工学的に合成され
た r*Tth* DNA ポリメラーゼ（小文字の r は遺伝子組み換え
recombinant の略）という酵素が含まれている。この酵素は，
Mn^{2+} 存在下では RNA から DNA への逆転写酵素活性を持つ
が，Mn^{2+} をキレート処理後，Mg^{2+} 存在下では DNA 配列依存
性の DNA 合成酵素活性を持っている。この性質を利用し，
1 つの酵素で RT-PCR が行えるように工夫されている。

C　PCR による DNA の増幅

　PCR は染色体 DNA や cDNA の特定の塩基配列を増幅する革命的な技術である。近年，この核酸増幅技術を応用した様々な遺伝子解析法が開発され，より簡便で迅速な遺伝子検査が臨床の場でも行なえるようになってきた。図 20-1 に PCR の原理の概略を示した。PCR では 3 つのステップを繰り返すことにより DNA が増幅される。まず第 1 ステップ

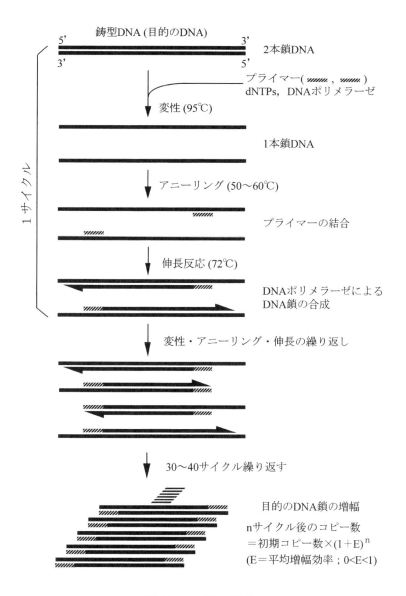

鋳型DNA (目的のDNA)

5' ─────────── 3'　2本鎖DNA
3' ─────────── 5'

プライマー(▨ , ▨)
dNTPs, DNAポリメラーゼ

変性 (95℃)

1本鎖DNA

アニーリング (50〜60℃)

プライマーの結合

伸長反応 (72℃)

DNAポリメラーゼによる
DNA鎖の合成

変性・アニーリング・伸長の繰り返し

30〜40サイクル繰り返す

目的のDNA鎖の増幅

n サイクル後のコピー数
＝初期コピー数 $\times (1+E)^n$
(E＝平均増幅効率；$0<E<1$)

図 20-1. PCRの原理

は，鋳型となる DNA 鎖の熱変性，すなわち 2 本鎖を熱により解離させ 1 本鎖にする過程である（**変性**；denaturation）。第 2 ステップは，1 本鎖となった DNA の標的配列に相補的な 2 つの合成オリゴヌクレオチド（通常 20 塩基前後；20mer と表す）を結合させる過程である（**アニーリング**；annealing）。第 3 ステップは，4 種類のデオキシリボヌクレオシド 3 リン酸（dATP，dTTP，dGTP，dCTP：まとめて dNTPs と表現する）存在下で，このオリゴヌクレオチドをプライマーとして耐熱性の DNA ポリメラーゼ（Taq DNA ポリメラーゼなど）を作用させ，DNA を合成・伸長させる反応である（**伸長**；extension）。これらの反応は，温度と時間を自動的にコントロールするサーマルサイクラーという装置によって行われ，第 1 ～ 3 ステップを 1 サイクルとして，30 ～ 40 サイクル繰り返し DNA を大量に増幅させる。この時，理論的には DNA の増幅量（コピー数）は，n サイクルで 2^n 倍（数万～数億倍）に増幅されるように思われるが，実際にはサイクル毎の変性，アニーリング，伸長の各段階の反応効率（達成度）が最終的な増幅効率に大きく影響する。

そこで PCR による DNA 増幅は；[*]

n サイクル後のコピー数 ＝ 初期コピー数 × $(1 + E)^n$

として表される（E は平均増幅効率で $0 < E < 1$ の範囲の値をとる）（図 20-2）。

サイクル数が増して PCR の後半になると，基質類（dNTPs，プライマーなど）の枯渇や酵素の失活，ピロリン酸の蓄積，増幅断片同士の再会合などが生じ，増幅効率が急激に低下して増幅反応は完全にプラトーとなり，サイクル数と DNA 量

---

[*] PCR による DNA 増幅

　図 20-1 では，最終的に増幅された DNA 断片を便宜的に一種類として記載しているが，PCR 後の反応液中には，図 20-2 に示したように①2 つのプライマーで挟まれた配列を持つ短い DNA 断片（DNA_b）のほかに，②鋳型となった DNA 鎖（DNA_0）および③プライマー配列を 5′ 側に持つ長い DNA 断片（DNA_a）の 3 組の DNA 鎖が混在する。DNA_0 の量は一定であるが，DNA_a は理想的な PCR 条件下（増幅効率 = 1.00）では 1 サイクル毎に一組ずつ合成される。しかし，サイクル数が増すと DNA_b に比べ DNA_0 や DNA_a は無視しうるくらい微量であることがわかる。図 20-1 で PCR 後の最終産物を一種類しか記載してないのはそのためである。また，図 20-2 中の表は平均増幅効率の低下が最終増幅産物量に著しい影響を与えることも示している。

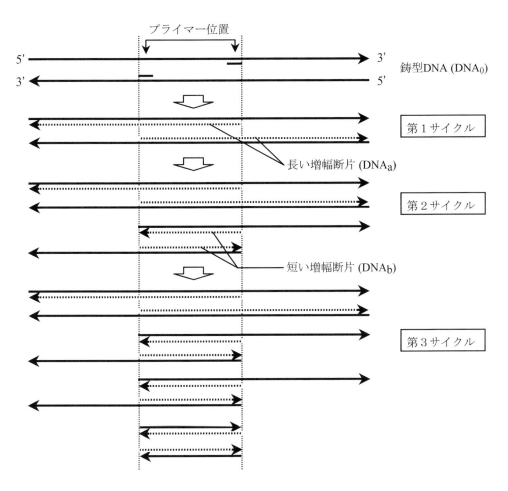

破線は各サイクルで新たに合成されたDNA鎖を示し，矢印の先端が3'側を示している。上図のごとく，理想的なPCR条件下ではDNA$_a$は各サイクル毎に1組ずつ合成されることがわかる。nサイクル後のDNA鎖総コピー数＝$[DNA_0]×(1＋E)^n$，nサイクル後のDNA$_a$コピー数$[DNA_a]=[DNA_0]×E・n$（ただしE＝平均増幅効率；$0<E<1$）とすると，DNA$_b$コピー数$[DNA_b]$は以下のように表される。

$$[DNA_b]=[DNA_0]×\{(1＋E)^n－E・n－1\}$$

この式を用いて平均増幅効率(E)，サイクル数(n)，増幅産物量(コピー数)の関係を以下に示した。表の値は鋳型DNA初期コピー数$[DNA_0]$を1としたときの各DNA鎖のコピー数を示している。

n	E＝1.00			E＝0.80			E＝0.60		
	$[DNA_0]$	$[DNA_a]$	$[DNA_b]$	$[DNA_0]$	$[DNA_a]$	$[DNA_b]$	$[DNA_0]$	$[DNA_a]$	$[DNA_b]$
5	1	5	26	1	4	14	1	3	6
10	1	10	1013	1	8	348	1	6	103
20	1	20	$1.0×10^6$	1	16	$1.3×10^5$	1	12	$1.2×10^4$
30	1	30	$1.1×10^9$	1	24	$4.6×10^7$	1	18	$1.3×10^6$

図 20-2. PCRにおける平均増幅効率と増幅産物の関係

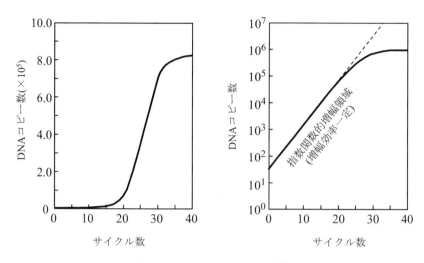

図 20-3. PCRによるDNA増幅

との間に一定の関係がなくなる（図 20-3）。このような PCR
の特性は，核酸定量を行う際には最大の弱点となる（PCR に
よる核酸定量の詳細はⅥ章参照）。

　DNA の変性温度は通常 95℃ 前後で，合成・伸長温度は
TaqDNA ポリメラーゼの場合 72℃ である。PCR の成功の鍵
は，多くの場合，設定するプライマーの塩基配列とアニーリ
ング温度である。プライマーとして設定される領域は，GC
連続配列や**回文構造**（パリンドローム；palindrome）*とな
る部分を避け，さらに 2 つのプライマーが相補的とならない
配列を選ぶようにする。その他，プライマーデザインの一般
則としては；

①　長さは 20mer 前後

②　GC 含量が 50 ± 10%

③　2 つのプライマーの Tm 値の差が 2℃ 以下

④　同一塩基の連続配列は避ける

⑤　できれば 3' 末端が G で終わること

---

* 　回文構造（パリンドローム；palindrome）
　　 1 つの DNA 鎖の中で上流側（5' 側）と下流側（3' 側）の配列がミラーイメージ的に相補的となるような構
造。例えば，5'-GATCCGTA‥‥‥TACGGATC-3' などのような配列をもつ 1 本鎖 DNA は，PCR などの際に
セルフアニーリングし，ヘアピン状となってしまう可能性がある。一方，制限酵素は 2 本鎖 DNA 中の特定の
配列（4 〜 8 塩基程度）を認識して DNA を切断するが，多くの場合，その配列はパリンドロームとなってい
る（図 16. 制限酵素と DNA 切断参照）。

などがいわれている。これらの条件を加味しながら，含まれる塩基の種類と数から Tm を概算[*][Tm = 2 ×（A と T の総数）+ 4 ×（G と C の総数）]し，長さ 20mer 前後で Tm が 50 ～ 60℃程度になるように設定する。2 つのプライマーのうちの低い方の Tm，あるいはそれより 1 ～ 2℃低い温度をアニーリング温度として PCR を行い，もし増幅産物の電気泳動で目的バンドが見られない時はアニーリング温度をさらに 1 ～ 2℃下げ，逆に非特異バンドが混在する時にはアニーリング温度を 1 ～ 2℃上げて PCR を繰り返し，目的の DNA 断片だけが増幅できるように最終温度を設定する。正確な Tm 値が必要な場合には，Nearest Neighbor 法などの計算法を利用することもある。この計算方法は，インターネット上の Virtual Genome Center（http://alces.med.umn. edu/VGC. html）の oligonucleotide Tm determination で実行することができる。また，PCR には Mg^{2+}が不可欠であるが，この濃度を変えることで増幅条件の最適化を行うこともある。PCR 用の試薬や酵素類は，多くのメーカーからキットとして市販されている。

　現在市販されている PCR キット（あるいは RT-PCR キット）の多くには，*Taq* DNA ポリメラーゼや *Tth* DNA ポリメラーゼが利用されているが，これらの酵素は DNA 鎖伸長の過程で約 500 塩基に一個の割合で誤ったヌクレオチドを取り込むことが知られている。DNA 伸長中の 3' 末端にミスマッチが入ると，伸長が止まり合成効率は著しく低下する。そのため，これらのポリメラーゼによる増幅サイズは 3 ～ 5 kbp 程度が限界である。一方，*Pyrococcus furiousus* 由来の *Pfu* DNA ポリメラーゼは 3'→ 5' エクソヌクレアーゼ活性（校正活性；64 ページ脚注＊参照）を持つことから，ミスマッチが少なく増幅領域は拡大するように思われるが，実際には 3'→ 5' エクソヌクレアーゼ活性が強すぎるために DNA の伸長反応が抑えられ増幅サイズは 2 kbp 程度である。最近，これらの酵素の特性を巧みに複合した高精度の PCR 試薬（long PCR）が市販されている（図 20-4）。long PCR は，伸長反応に優れた *Taq* DNA ポリメラーゼからエクソヌク

＊ Tm の概算

　厳密にはプライマーの長さ（塩基数）や溶液の塩濃度が Tm に影響するので，それらを考慮して計算を行う必要がある。しかし，実際にはそれに近似した幾つかの簡易式が用いられている。その一例を以下に示す。この簡易式はプライマーの長さが 16 ～ 35mer，CG 含量が 35 ％以上，Tm が 70℃以下の場合に利用できる。

Tm（℃）=2×（A と T の総数）+ 4 ×（G と C の総数）+ 35 − 2 ×（全塩基数）

レアーゼ活性を完全に除いた *KlenTaq* と，校正活性を持つ *Pfu* DNA ポリメラーゼを適当な割合に混合し，両者の利点を最大限に生かした画期的な方法である。この他にもより正確で効率的な DNA 増幅が行えるように，複数のポリメラーゼを組み合わせた様々な PCR 試薬キットが市販されている。

　その他，PCR 関連試薬としては，PCR に影響を与える反応阻害物質を除去するために吸着樹脂を利用したパラフィン切片用 DNA 抽出キット（DEXPAT；タカラ）や，増幅産物のコンタミネーションを防止するための dUTP-UNG システム[*]（図 21）による PCR キット（PCR Core Kit Plus；ロシュダイアグノスティックス）なども市販されている。

D　PCR の非特異反応を抑える

　PCR で DNA を増幅する際には，非特異的増幅産物を極力抑えて特異的増幅産物の収量をできるだけ上げるように最適条件を設定する必要がある。その場合には，前述のごとくアニーリング温度の微調整が重要な因子となるが，それだけでは非特異反応を回避できない場合も少なくない。ホットスタート法やタッチダウン PCR 法は，このような非特異反応を抑える手法として開発されたものである。

1）　ホットスタート法

　　通常の PCR では，サーマルサイクラーにセットされた反応液は，最初の変性温度に達するまでにアニーリング温度よりも低い 30 〜 50℃ の温度域を通過する。この時にプライマーの一部が鋳型 DNA の標的配列以外の部分やもう

---

[*]　dUTP-UNG システム

　PCR で増幅された DNA 断片が，次のサンプルへ持ち越されるのを防止するために開発されたシステム。この方法は，まず PCR の際に dTTP の代わりに dUTP を使用して標的 DNA の増幅を行う。ここで増幅された DNA 断片には，いたる所に U（ウラシル）が取り込まれることとなる。一方，DNA 鎖中の U は，uracil DNA glycosylase（UNG）という酵素によって特異的に加水分解され，この部分の塩基が無くなった状態（abasic site）になる。また，この abasic site は，熱や酸／塩基に対して非常に不安定であるため，通常の PCR 溶液中で加熱すると，abasic site を持つ DNA 鎖は容易に分解切断されてしまう。このような UNG の特性を利用し，PCR 前に UNG を反応液に加えておけば，万一，他の PCR 産物から持ち越された DNA 断片が混入したとしても，この段階で持ち越された DNA 断片中の U が除去され，さらに，PCR の初期加熱で分解切断される。この時，UNG も加熱操作により失活するので，以降の増幅反応には支障を来さない。すなわち，dUTP-UNG システムでは，一度 PCR 増幅された DNA 断片（U を含む DNA）は二度と増幅されることがなく，試料由来の標的 DNA（U を含まない DNA）のみが選択的に増幅されることとなる。

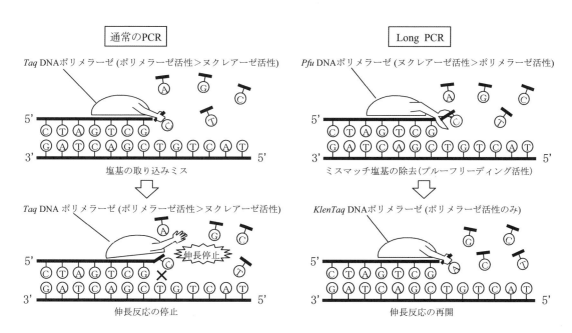

図 20-4. Long PCRで長く正確なDNA増幅

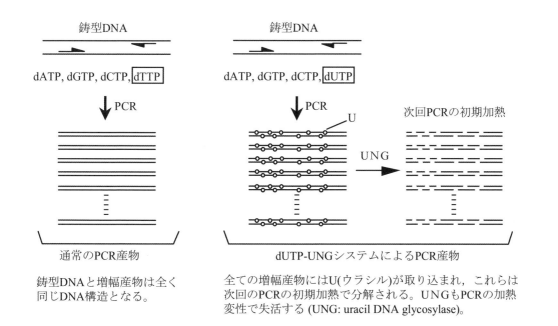

図 21. dUTP-UNGシステムによるコンタミネーションの防止

一方のプライマーにアニールし，さらに 70℃ 付近でそれ
を起点に伸長反応が開始（ミスプライミング）すること が
ある。プライマー配列を含む非特異断片が一度でも合成さ
れてしまえば，以降のサイクルでそれを鋳型に大量の非特
異断片が増幅される可能性は非常に高くなる。この現象
は，一本鎖 DNA を鋳型とする RT-PCR で特に顕著に観
察される。このような非特異断片の出現やプライマーダイ
マー形成による増幅効率の低下を抑えるために開発された
のが**ホットスタート法**である（図 22）。この方法は，最初
の熱変性以降に DNA ポリメラーゼを作用させることで，
変性前に生じるミスプライミングを阻止するものである。
一番簡単なホットスタートは，最初の熱変性直後に PCR
チューブの蓋を開け DNA ポリメラーゼを分注する方法で
あるが，この方法は操作が煩雑であるばかりでなくクロス
コンタミネーションの原因にもなる。現在ではホットス
タートを簡便に行うため，いくつかの方法が実用化されて
いる。以下に 3 つの方法を紹介する。

　まず一つは，専用の固形ワックスを使う方法である
（AmpliWax；PE バイオシステムズ社）。このワックスは
室温では固形であるが，PCR の変性温度では液状となる
性質を有している。このワックスを用いて予め PCR の反
応液をチューブ内で上下 2 層に分け，ミスプライミング
が起こらないようにしておく（図 23-1）。このチューブを
サーマルサイクラーにかけると，仕切りとなっていたワッ
クスが最初の熱変性で融解し，2 つの液層は混ざり合い反
応が始まる。これ以降のサイクルでは，ワックスは液層表
面を被覆し蒸発防止剤としてミネラルオイルの代わりと
なる。もう一つの方法は，DNA ポリメラーゼの活性中心
に対するモノクローナル抗体を反応液に添加し，DNA 合
成活性を阻害しておく方法である（図 23-2）。この抗体は
通常の蛋白質と同様に，高温では熱変性を起こすので，
PCR の初期加熱の際に DNA ポリメラーゼから解離する。
その結果，抗体によって阻害されていたポリメラーゼの
DNA 合成活性が回復することになる。もちろん，この方

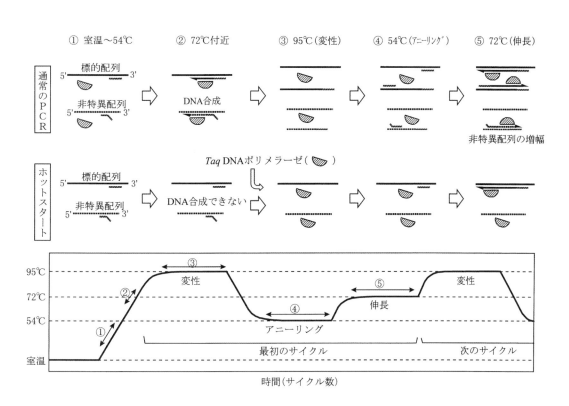

図 22. ホットスタートで非特異反応を抑える

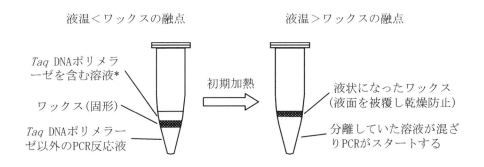

*DNAポリメラーゼ以外にもプライマーやdNTPsなどをPCRスタート用のキー成分として用いることもできる。

図 23-1. 専用ワックスによるホットスタート

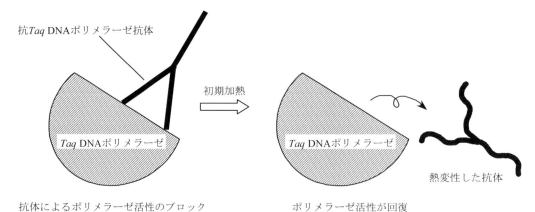

抗*Taq* DNAポリメラーゼ抗体

初期加熱

Taq DNAポリメラーゼ

Taq DNAポリメラーゼ

熱変性した抗体

抗体によるポリメラーゼ活性のブロック　　　　　ポリメラーゼ活性が回復

図 23-2. 抗DNAポリメラーゼ抗体によるホットスタート

法で使用される抗体はポリメラーゼの種類により異なっている。現在，*Taq* DNA ポリメラーゼや *Tth* DNA ポリメラーゼ用の抗体として TaqStart 抗体や TthStart 抗体（CLONTECH）が市販されている。最近，さらに簡便で画期的な方法が開発された。この方法は加熱処理により活性化される特殊な DNA ポリメラーゼを用いて行われる（AmpliTaq Gold；PE バイオシステムズ）。この DNA ポリメラーゼは常温では不活性であるが，加熱処理により活性化され DNA 合成を開始する（図 23-3）。しかも不活性型から活性型への変換は，各サイクルの加熱処理により少しずつ行われるため，通常の PCR で問題となるサイクル後半での活性低下を抑えることができ効率的な PCR が期待できる（time release PCR）。

2) タッチダウン PCR 法

　　PCR で非特異産物が生じる場合には，プライマーが標的配列（鋳型）以外の領域にアニーリングし，その部分にミスマッチが生じているはずである。したがって，プライマーと標的配列以外の領域で形成される塩基対の Tm は，標的配列の場合よりも当然低いことが予想される。タッチダウン PCR では，最初のアニーリング温度を本来の Tm よりも数℃高く設定し，サイクルの進行とともに徐々にアニーリング温度を下げ（例えば 2 サイクル毎に − 1.5℃），

○ 不活性型 *Taq* DNAポリメラーゼ
● 活性型 *Taq* DNAポリメラーゼ

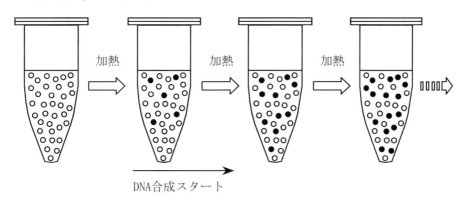

加熱　　加熱　　加熱

DNA合成スタート

各サイクルの加熱処理により熱活性化型*Taq*ポリメラーゼが少しずつ活性化される

図 23-3. 熱活性化ポリメラーゼによるホットスタート(time release PCR)

10〜20サイクル増幅反応を行う。これにより非特異配列へのアニーリングはある程度抑えられる。そして残りの10〜20サイクルは，本来のアニーリング温度で増幅を行う。この方法は，通常の PCR よりもアニーリング温度等の条件設定に手間がかかるが，最適条件さえ決定されればミスプライミングを抑えて標的配列の増幅を行うことができる。

E　DNA の電気泳動

増幅された PCR 産物（DNA 断片）は，アガロース電気泳動で分離後，エチジウムブロマイドなどで蛍光染色し，DNA 断片のサイズと量を確認する（図24）。アガロースゲル電気泳動は，分子ふるい効果により DNA 分子を大きさの順に分離する技術である。目的の DNA サイズに合わせてアガロース濃度を調整することにより，100bp〜20kbp の DNA 分子を分離することができる（表4）。通常の PCR の場合には，増幅産物のサイズはこの範囲に入るので，アガロースゲル電気泳動で充分である。しかし，染色体 DNA などのように 20kbp 以上の巨大 DNA 分子を直接分離する場合には，パルスフィールド電気泳動が必要である（図25）。パルスフィールド電気泳動では，ゲルに対して2方向から

パルス状に電圧がかけられ，巨大 DNA 分子はパルスのたび
にその電場に合わせて方向転換しながらアガロースゲルの
網目構造の中を移動する。この時，大きい DNA ほど方向転
換に時間がかかるので，結果的に移動度は分子量が大きい
ほど小さくなる。この方法を用いれば数千 kbp の巨大 DNA
分子を分離することができる。現在，パルスフィールド電
気泳動装置として，CHEF（contour clamped homogeneous
gel electrophoresis）や PACE（programmed autonomously
controlled electrophoresis）など，様々な改良を加えた装置
が市販されている。

　一方，細菌やウイルス検出用の測定キットでは，電気泳動
をすることなく酵素反応により標的 DNA の有無を検出でき
るものがある。今後，検査室ではこういった簡便法が主流と
なると思われる。

F　DNA を運ぶベクター

　ベクター（vector）とは，目的とする外来遺伝子を組み込
んだ状態で，大腸菌などの中で自己複製できる DNA 分子の
ことである。すなわち，目的とする遺伝子をクローニング（単
離・均一化）する時に，その遺伝子の「運び屋」として働く。
現在利用されているベクターには，**プラスミド，バクテリオ
ファージ，コスミドおよび酵母人工染色体**（yeast artificial
chromosome；**YAC**）*などがある。

　ここでは DNA クローニングに頻繁に利用されているプラ
スミドについて概説する。現在広く利用されているプラスミ
ド（pUC8，pUC18，pGEM-T など）の多くは，pBR322 と
いうプラスミドから派生したものである。最も一般的なプ

---

*　**酵母人工染色体 (yeast artificial chromosome；YAC)**
　　遺伝子のクローニングを行う時に用いるベクター系は，その種類により挿入できる DNA 断片の長さが限定
されている。挿入可能な DNA 断片の大きいものから並べると，YAC ＞ P1 ファージ＞コスミド＞λファー
ジ＞プラスミドの順になる。プラスミドに挿入できる DNA 断片は 10kbp 以下に限られ，比較的長い DNA
断片を挿入できるコスミドベクターや P1 ファージでもそれぞれ 40kbp や 100kbp 程度である。これらに対
し YAC ベクターは数百〜千 kbp の DNA 断片を挿入することができ，ヒトゲノム解析の重要な武器となっ
ている。しかし，この YAC ベクターにも欠点があり，クローニングされた DNA 配列によっては元の染色
体 DNA の構造を保ってないことがある。そのため，宿主となる酵母細胞を改良するなどして，様々な工夫
が施されている。現在では不安定な YAC ベクターに代わるベクター系として，大腸菌人工染色体（bacterial
artificial chromosome；BAC）にも期待が集まっている。

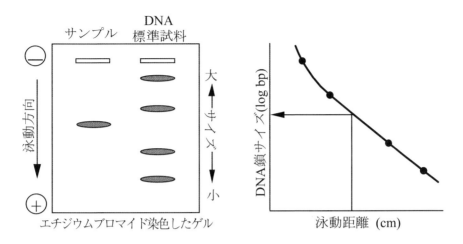

図 24. DNA断片の電気泳動

表 4 . 分離するDNAサイズとアガロースゲル濃度の関係

DNAサイズ(kbp)	アガロースゲル濃度(g/dL)
1〜20	0.6
0.8〜10	0.7
0.5〜7	0.9
0.4〜6	1.2
0.2〜3	1.5
0.1〜2	2.0

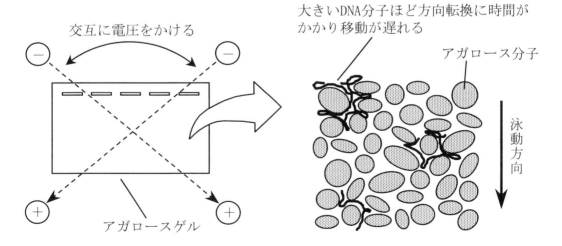

図 25. パルスフィールド電気泳動

ラスミドの 1 つである pUC18 は，環状 2 本鎖 DNA 上にア
ンピシリン耐性遺伝子と β - ガラクトシダーゼの α 領域遺伝
子（lac Z'；ラックジーとよぶ）をもっており，これらを利
用して目的の DNA 断片が入ったプラスミドのみを選択的に
単離することができる（図 26）。pUC18 には lac Z' の中にマ
ルチクローニングサイトとよばれる制限酵素切断領域が存在
し，この部分を切断する制限酵素は，pUC18 の他の部分を
切断しない。例えば，*Eco* R I と *Bam* H I で pUC18 を切断し
ておけば，予めこれらの制限酵素で切断しておいた DNA 断
片を，方向性を一定（directional という）にして pUC18 に
組み込むことができる。これを DNA が取り込めるように処
理された大腸菌（コンピテント細胞*；competent cell）に入
れ，β - ガラクトシダーゼの基質（X-gal；β - ガラクトシダー
ゼに分解されて青くなる），誘導物質（IPTG）およびアンピ
シリンを含んだ培地で培養する。コロニー形成の有無および
その色調から，次のように判断できる。まず，pUC18 が入
らなかった大腸菌は，薬剤耐性を獲得できないのでコロニー
は作らない。一方，pUC18 が取り込まれた大腸菌は，薬剤
耐性を獲得し青と白の 2 種類のコロニーを形成する。青いコ
ロニーには *lac Z'* が壊されなかったプラスミドが含まれ，無
色のコロニーには *lac Z'* に外来 DNA が組み込まれた（挿入
失活された）プラスミドが含まれている。そこで，無色のコ
ロニーを釣菌して増菌させ，この大腸菌中のプラスミドを精
製し，再び制限酵素 *Eco* R I と *Bam* H I で切断すれば，目的
の DNA 断片のみを均一にしかも大量に回収することができ
る。このように X-gal に対する分解活性（β − ガラクトシダー
ゼ活性）を利用して，コロニーを識別する方法をブルー・ホ
ワイトセレクション（blue・white selection）という。

---

*　コンピテント細胞（competent cell）
　　大腸菌などが特別な方法で処理されることにより，外来遺伝子を取り込める状態になったことを competent
であるといい，その細胞のことをコンピテント細胞という。現在行われているコンピテント細胞の調製方法
は，Hanahan らの方法に準拠したもので，塩化カルシウムや塩化マンガン，ヘキサミンコバルトクロライド
などの塩類で大腸菌を処理したものである。この細胞を外来 DNA と混ぜ，42℃ 前後で 1 〜 2 分間熱処理後，
急冷却すると外来 DNA は細胞内へ取り込まれる。塩化カルシウムは，菌体表面への DNA 沈着を助ける働き
があると考えられている。

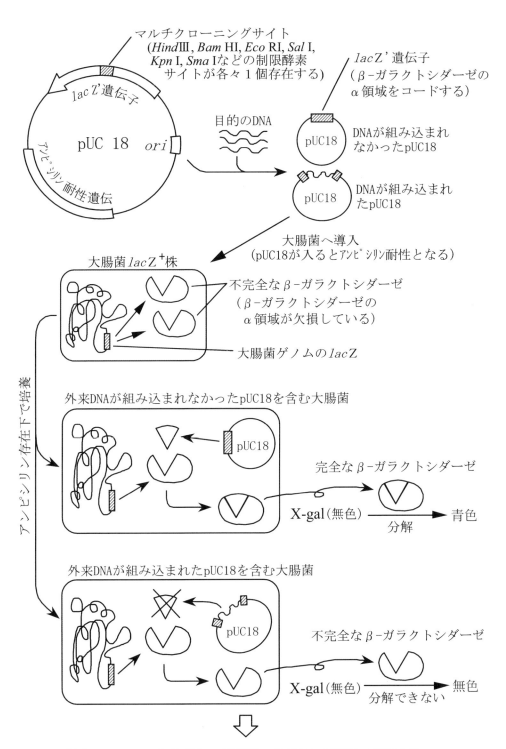

図 26. pUC18によるDNAのクローニング

最近多用されている pGEM-T ベクター（プロメガ）や
TA クローニングベクター（フナコシ）は，DNA 断片を挿
入する部分が既に切断された状態で市販されている。しかも
その切断部分の両末端は，3' 側の T が 1 塩基だけ突き出し
付着末端となっており，PCR により増幅した DNA 断片[*]を
そのまま挿入することができる（図27）。これらは DNA の
クローニングに極めて便利なベクターである。

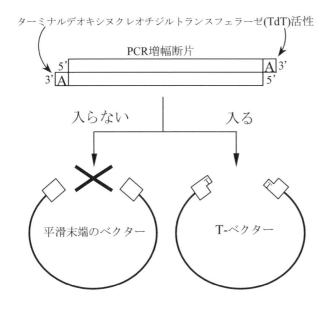

図 27. PCRで増幅したDNA断片の特徴

---

* PCR 増幅産物の 3' 末端
　PCR では DNA ポリメラーゼを用いて目的 DNA 領域の増幅を行うが，現在，最も広く使われている
Taq DNA ポリメラーゼや *Tth* DNA ポリメラーゼは，平滑末端となった 2 本鎖 DNA の 3' 末端へ，さらに 1
塩基分だけヌクレオチドを付加するターミナルデオキシヌクレオチジルトランスフェラーゼ活性（terminal
deoxynucleotidyl transferase 活性；TdT 活性）を持っている。しかもこの TdT 活性は，4 種類のヌクレオ
チド（G，A，T，C）の中でも A に対する活性が最も強い。したがって，これらの DNA ポリメラーゼを用
いた PCR では，増幅される DNA 断片のセンス側とアンチセンス側の両 3' 末端は，A が 1 つだけ突き出した
付着末端となっている。この DNA 断片は，pGEM-T ベクターや TA クローニングベクターなどのように T
が 1 つだけ突き出した付着末端を持つプラスミドへ，効率よく組み込むことができる（図 27）。

V　目的の遺伝子を検出する

　第I章でも述べたごとく，遺伝子検査は対象となる核酸の由来から2つに大別できる。まず一つは，外部から体内に侵入した病原体のゲノムやリボゾーム RNA などを検出する場合である（**外因性遺伝子検査**）。これには細菌やウイルスなどの感染症の診断が含まれ，病原体の持つ特異的な DNA 配列あるいは RNA 配列を利用して感染の有無を調べるものである。ほとんどのものは前述の PCR や RT-PCR，あるいは特異的 DNA プローブのハイブリダイゼーションなどにより検出することができる。もう一つは，ヒトが元々持っている遺伝子の種類や異常を検出する場合である（**内因性遺伝子検査**）。これには遺伝病や腫瘍性疾患，個人の識別，血液型，組織適合性などの検査が含まれ，特定遺伝子の塩基配列の**変異**（mutation）や**多型**（polymorphism）を検出するものである（変異と多型の詳細はVIII章A参照）。図28に遺伝子変異の種類を示した。図に示したごとく，ゲノム上で生じる塩基配列の変異には様々なものが含まれるが，これらが原因で病気を発症する場合には，その変異が遺伝子の発現調節あるいは翻訳蛋白質の構造に何らかの影響を与えていることが考えられる。特に1つの遺伝子の異常により発症する**単一遺伝子病**では，遺伝子変異がその機能分子である翻訳蛋白質の量や質(機能)に致命的な影響を与える場合が多い。したがって，病因遺伝子変異を持つ個体数に対する病気発症の割合（浸透率）は，優性遺伝型の単一遺伝子病では通常100％である（例外的に優性形質が表現されない場合もある）。一方，複数の遺伝子や環境因子が病気発症に関与する**多因子病**では，単一遺伝子病と比べると遺伝子変異による転写活性や翻訳蛋白質への影響は比較的小さい場合が多く浸透率も低い。

　内因性，外因性に関わらず遺伝子を検査するには，標的となる遺伝子の塩基配列の違いを他と識別する必要がある。

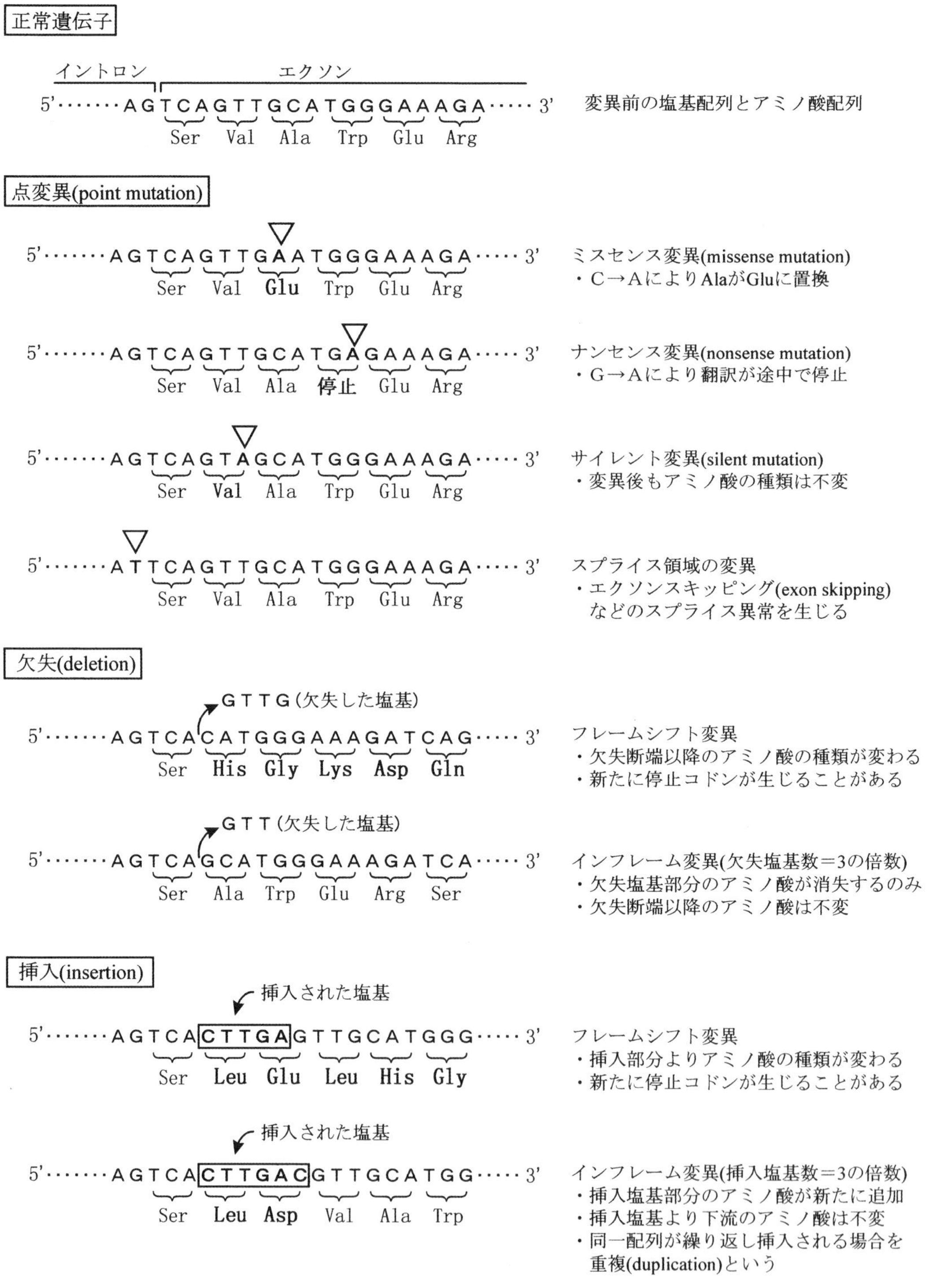

正常遺伝子

     イントロン   エクソン

5'······A G T C A G T T G C A T G G G A A A G A ·····3'   変異前の塩基配列とアミノ酸配列
        Ser Val Ala Trp Glu Arg

点変異(point mutation)

5'······A G T C A G T T G A A T G G G A A A G A ·····3'   ミスセンス変異(missense mutation)
        Ser Val **Glu** Trp Glu Arg   ・C→AによりAlaがGluに置換

5'······A G T C A G T T G C A T G A G A A A G A ·····3'   ナンセンス変異(nonsense mutation)
        Ser Val Ala **停止** Glu Arg   ・G→Aにより翻訳が途中で停止

5'······A G T C A G T A G C A T G G G A A A G A ·····3'   サイレント変異(silent mutation)
        Ser **Val** Ala Trp Glu Arg   ・変異後もアミノ酸の種類は不変

5'······A T T C A G T T G C A T G G G A A A G A ·····3'   スプライス領域の変異
        Ser Val Ala Trp Glu Arg   ・エクソンスキッピング(exon skipping)
                                                     などのスプライス異常を生じる

欠失(deletion)

               G T T G（欠失した塩基）

5'······A G T C A C A T G G G A A A G A T C A G ·····3'   フレームシフト変異
        Ser **His** **Gly** **Lys** **Asp** **Gln**   ・欠失断端以降のアミノ酸の種類が変わる
                                                     ・新たに停止コドンが生じることがある

               G T T（欠失した塩基）

5'······A G T C A G C A T G G G A A A G A T C A ·····3'   インフレーム変異(欠失塩基数＝3の倍数)
        Ser Ala Trp Glu Arg Ser   ・欠失塩基部分のアミノ酸が消失するのみ
                                                     ・欠失断端以降のアミノ酸は不変

挿入(insertion)

             挿入された塩基

5'······A G T C A C T T G A G T T G C A T G G G ·····3'   フレームシフト変異
        Ser **Leu** **Glu** **Leu** **His** **Gly**   ・挿入部分よりアミノ酸の種類が変わる
                                                     ・新たに停止コドンが生じることがある

             挿入された塩基

5'······A G T C A C T T G A C G T T G C A T G G ·····3'   インフレーム変異(挿入塩基数＝3の倍数)
        Ser **Leu** **Asp** Val Ala Trp   ・挿入塩基部分のアミノ酸が新たに追加
                                                     ・挿入塩基より下流のアミノ酸は不変
                                                     ・同一配列が繰り返し挿入される場合を
                                                     重複(duplication)という

図 28. 様々な遺伝子変異

表5. 遺伝子変異を検出する方法

Ⅰ　未知の遺伝子変異を検出する
　　A　比較的大きい変異の検出
　　　　・蛍光標識 *in situ* ハイブリダイゼーション (FISH)
　　　　・サザンブロッティング：染色体DNAの検索
　　　　・ノーザンブロッティング：mRNAの検索
　　　　・マルチプレックスPCR
　　B　単塩基あるいは比較的小さい変異の検出
　　　　・Single-strand conformation polymorphism (SSCP)
　　　　・Denaturing gradient gel electrophoresis (DGGE)
　　　　・Mismatch cleavage analysis
　　　　　　$\left\{ \begin{array}{l} \text{Enzymatic mismatch cleavage} \\ \text{Chemical mismatch cleavage} \end{array} \right.$
　　　　・Denaturing high performance liquid chromatography (DHPLC)
　　　　・Sequencing

Ⅱ　既知の遺伝子変異を検出する
　　　　・Polymerase chain reaction (PCR)
　　　　・Allele specific oligonucleotide hybridization (ASO)
　　　　・Primer-specific restriction map modification
　　　　・Amplification refractory mutation system (ARMS)
　　　　・Ligation chain reaction (LCR)
　　　　・Gap-ligation chain reaction (Gap-LCR)
　　　　・Melting curve analysis

表6. 未知遺伝子変異のための各種検出法の特徴

方　法	限界サイズ(bp)	検出率(%)	位置特定	劇毒物	所要時間
SSCP	300〜400	60〜90	不可	無	短い
DGGE	500〜600	80〜95	不可	無	短い
CMC	1000〜2000	95<	可能	有	やや長い
DHPLC	800程度	95	不可	無	非常に短い
DS	数百〜数億	99<	可能	無	長い〜極めて短い[※]

SSCP: single-strand conformation polymorphism, DGGE: denaturing gradient gel electrophoresis, CMC: chemical mismatch cleavage, DHPLC: denaturing high performance liquid chromatography, DS: direct sequencing

※次[n]世代シークェンサー (NGS) の登場により、読み取りスピードや正確さが革命的に改良され読み取りスピードや正確さは機器に依存することとなった。

表5に現在までに報告されている代表的な遺伝子変異の検出法をまとめて示した。それぞれ長短があり，これらは目的に応じて使い分ける必要がある。表6に代表的な遺伝子変異検出法の特徴を示した。

A　核酸同士のハイブリダイゼーション

　現在行われている特定遺伝子の塩基配列の検出には，ほとんどの方法で核酸同士の相補的結合（ハイブリダイゼーションやアニーリング）というステップが含まれている。一般にハイブリダイゼーションとは，目的とする対象物に親和性を持った**プローブ**（アイソトープや蛍光物質，酵素などが標識されたもの）が結合することで，その対象物の有無や量を調べる方法である。遺伝子解析の場合には，目的対象物がDNAまたはRNAで，プローブはその塩基配列に相補的なDNAまたはRNAである。遺伝子解析のプローブには，^{32}Pなどのアイソトープのほか，ビオチンやジゴキシゲニンなどの化学物質が利用され，これらは**ニックトランスレーション法**や**ランダムプライマー法，5'末端ラベル法**などによって標識される（図29-1）。染色体DNAを解析する場合には抽出精製されたDNAを適当な制限酵素で切断した後，RNAの場合には抽出精製の後，それぞれの試料を電気泳動し，ニトロセルロースなどのフィルターに転移（**ブロッティング**；blotting）する。このフィルター上で目的遺伝子領域と相補性のあるプローブをハイブリダイズさせ，バンドの有無やサイズから目的遺伝子を解析する（図29-2）。この方法は目的対象物により名称が異なっている。DNAが対象の場合を**サザンブロッティング**（Southern blotting）または**サザンハイブリダイゼーション**（Southern hybridization）といい，RNAが対象の場合を**ノーザンブロッティング**（northern blotting）または**ノーザンハイブリダイゼーション**（northern hybridization）という。ちなみに，蛋白質を対象として抗体で検出する場合は，**ウエスタンブロッティング**（western blotting）または**イムノブロッティング**（immuno blotting）といわれている。一方，ウイルスや細菌などを検出するため，細胞や組織上でDNAプローブを直接ハイブリダイズさせる方法を，**インサイチューハイブリダイゼーション**（*in situ* hybridization*in situ*とは「本来の場所で」という意味）という。DNA同士のハイブリッド形成に影響を与える因子

A. プローブに取り込ませる³²P標識ヌクレオチド

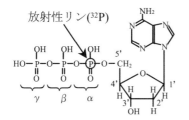

[α-³²P]デオキシアデノシン-5'-3リン酸
(α-³²P-dATP)

B. ニックトランスレーション法

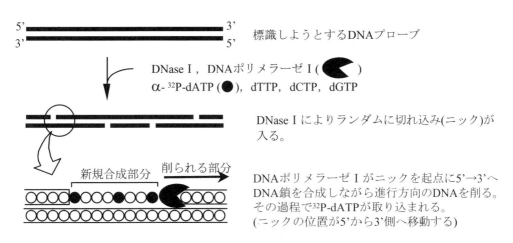

5' ▬▬▬▬▬▬▬▬▬▬ 3'　標識しようとするDNAプローブ
3' ▬▬▬▬▬▬▬▬▬▬ 5'

DNase I , DNAポリメラーゼI ( )
α-³²P-dATP ( ), dTTP, dCTP, dGTP

DNase I によりランダムに切れ込み(ニック)が
入る。

新規合成部分　削られる部分

DNAポリメラーゼ I がニックを起点に5'→3'へ
DNA鎖を合成しながら進行方向のDNAを削る。
その過程で³²P-dATPが取り込まれる。
(ニックの位置が5'から3'側へ移動する)

C. ランダムプライマー法

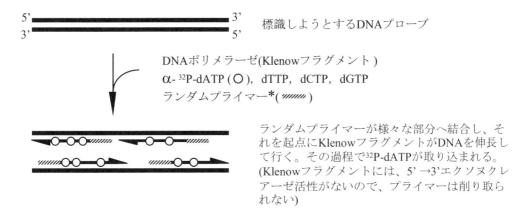

5' ▬▬▬▬▬▬▬▬▬▬ 3'　標識しようとするDNAプローブ
3' ▬▬▬▬▬▬▬▬▬▬ 5'

DNAポリメラーゼ(Klenowフラグメント)
α-³²P-dATP ( ), dTTP, dCTP, dGTP
ランダムプライマー*( )

ランダムプライマーが様々な部分へ結合し、そ
れを起点にKlenowフラグメントがDNAを伸長し
て行く。その過程で³²P-dATPが取り込まれる。
(Klenowフラグメントには、5'→3'エクソヌクレ
アーゼ活性がないので、プライマーは削り取ら
れない)

*ランダムプライマー: 様々な塩基配列を持つオリゴヌクレオチド(6 mer程度)が混在する
プライマーセットで、これらは任意のDNA断片にランダムに結合する。

図 29-1. プローブの標識方法

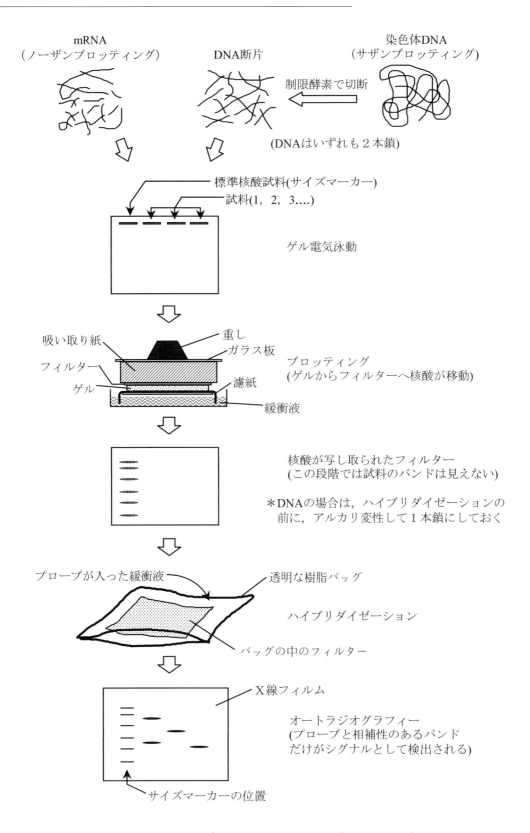

図29-2. ノーザンブロッティングとサザンブロッティング

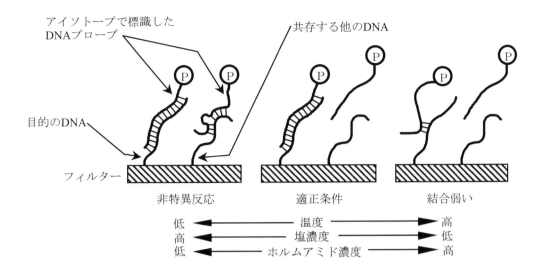

アイソトープで標識した
DNAプローブ

共存する他のDNA

目的のDNA

フィルター

非特異反応　　　　　適正条件　　　　　結合弱い

低 ◄──────── 温度 ────────► 高
高 ◄──────── 塩濃度 ────────► 低
低 ◄──────── ホルムアミド濃度 ────────► 高

図 29-3. ハイブリダイゼーションに影響する諸因子

は，プローブとなる DNA 断片の濃度およびその Tm と反応
温度の関係，さらに塩濃度（0.2 ～ 1M NaCℓ；この範囲内
では濃いほど結合は強い）や加えるホルムアミドの濃度（高
いほど結合は弱い）などである。特に反応温度は重要で，温
度が Tm より低いほど目的 DNA と DNA プローブは強固に
結合するが，相対的に非特異的なハイブリッド形成も生じる
こととなる（図 29-3）。

B　未知の遺伝子変異を効率よく検出する

1)　SSCP 法

　SSCP（single-strand conformational polymorphism）法
は，従来からよく利用されている遺伝子変異の検出法で
ある。SSCP 法の基本原理を図 30 に示した。本法では，
まず目的とする DNA 断片を加熱変性後に急速冷却し，適
当な溶液中で 1 本鎖 DNA に高次構造を形成させる。ここ
で形成された高次構造は，DNA 断片の塩基配列に依存し
た複雑な構造で，塩基間に生じる水素結合をはじめとする
種々の分子間相互作用で維持されるものである。すなわ
ち，SSCP 法とはその言葉が示す通り，1 本鎖 DNA（single
strand）により形成される高次構造（conformation）の様々
な形（多型；polymorphism）を利用したもので，この微

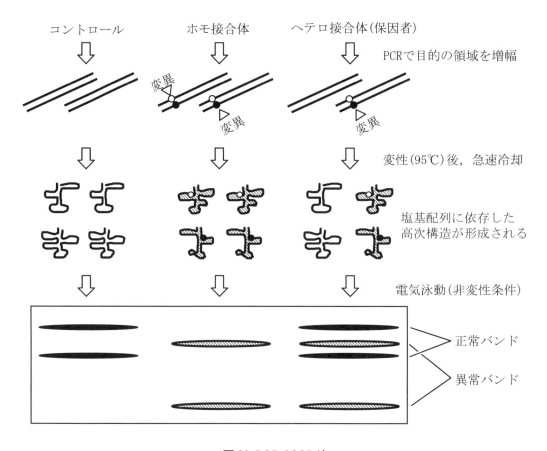

図 30. PCR-SSCP 法

妙な高次構造の違いを非変性条件下すなわちその高次構造
を保ったままの状態で電気泳動し，コントロール（変異の
ない DNA 断片）を対照に移動度の違いとして検出する方
法である。本法は，最適な分析条件の設定さえすれば，短
時間で遺伝子変異の有無を効率よく検出することができ
る。しかし，対象となる DNA 断片のサイズが限定され，
温度や溶媒組成などの至適条件の設定は「やってみなけれ
ば分からない」的な要素が強く，実際の検出率は術者の努
力に依存するところが大きい。

2）　DGGE 法

　DGGE（denaturing gradient gel electrophoresis）法も
同様に，未知遺伝子変異を検出することができる方法の
一つである（図 31）。この方法は，DNA の変性条件すな

わち２本鎖から１本鎖に解離する条件が，その塩基配列に依存することを利用したものである。もし，コントロール（変異のない DNA 断片）と被検 DNA 断片に１塩基でも違いがあれば，その微妙な Tm の違いにより，濃度勾配をつけた変性剤（尿素やホルムアミド）を含む特殊なゲル上で，移動度に差が生じることとなる。この原法は極めて検出率が悪いことから，現行の DGGE 法では，PCR で GC クランプ（GC-clamp）[*]を付加した後，さらにコントロール DNA 断片と被検 DNA 断片による**ヘテロデュプレックス**（heteroduplex）[**]を形成させ，検出率の向上を図っている。しかし，本法でも解析できる DNA 断片の長さは，比

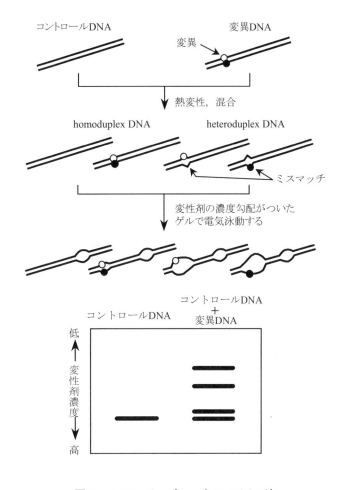

図 31. ヘテロデュプレックス-DGGE 法

---

* GC クランプ（GC-clamp）

　　DGGE 法では，２本鎖 DNA 中に部分的な変性（解離）があることが前提となるため，その検出率は DNA 断片中の GC 含量に依存する。したがって，目的とする DNA 鎖の Tm が低い場合には，DNA 鎖の部分解離が相対的にでき難い。そこで，DGGE 法を行う際には，PCR 法で 30 ～ 50 塩基程度の GC rich 配列（GC クランプ）を目的の DNA 鎖に付加することにより，部分的な解離を作りやすくし，検出率を上げている。

** ヘテロデュプレックス（heteroduplex）

　　コントロール DNA 断片（変異のない２本鎖 DNA）と被検 DNA 断片（変異を含む２本鎖 DNA）を混合して熱変性させ徐々に冷却すると，４種類の DNA 断片ができる（図 31）。この時，元の DNA 鎖同士が再結合したものをホモデュプレックス（homoduplex）DNA といい，コントロール DNA と被検 DNA のセンス鎖とアンチセンス鎖がそれぞれ結合したものをヘテロデュプレックス（heteroduplex）DNA という。ヘテロデュプレックス DNA においては，変異の部分がミスマッチとなっている（相補的でない）ため，この部分の DNA 鎖は部分的に解離し１本鎖となっている。このためヘテロデュプレックス DNA の Tm は低くなり，DGGE 法（変性剤に濃度勾配を持つゲルでの電気泳動）を行うと，ホモデュプレックス DNA よりも移動度が短くなる。

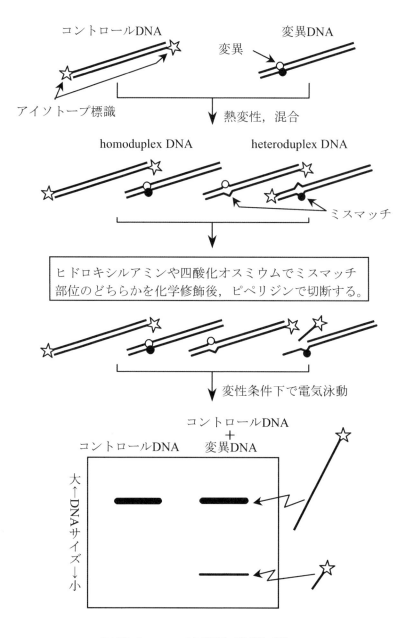

図 32. ミスマッチ切断法（化学切断）

較的小さいものに限られている。

3）　**ミスマッチ切断法**

　　ミスマッチ切断（mismatch cleavage）法は，変異の有
無だけでなく，その位置も同時に解析することができる

ユニークな検出方法である（図32）。この方法は，コント
ロールDNAと被検DNA間（またはDNA-RNA間）で
形成されるヘテロデュプレックス中のミスマッチ部分（1
本鎖に解離した部分）を，化学的（ピペリジンなど）ある
いは酵素的（S1ヌクレアーゼやRNase A）に切断し，変
性条件下で電気泳動後，切断された1本鎖DNAを検出す
るものである。この電気泳動上のバンドの移動度すなわち
DNA断片のサイズから，変異の位置を推定することがで
きる。酵素による切断法は，従来からS1マッピングおよ
びRNaseプロテクション法とよばれてきたものである。
元々，これらの方法は，遺伝子の転写開始／終結部位やイ
ントロン／エクソン接合部分あるいはRNAと蛋白質の結
合部位などを特定するために開発されたものである。しか
しながら本法は，危険な試薬を使う場合があること（化学
的切断法）や技術的に安定した結果を得るのが難しいこと
などから，現在のところ遺伝子診断法としてはあまり利用
されていない。今後の改良が待たれる。

4）DHPLC法

DHPLC（denaturing high-performance liquid
chromatography）法は，クロマトグラフィーを応用した
遺伝子解析技術である。本法は高分離能のマイクロカラム
を用いて，変異のあるDNA断片と変異のないDNA断片
を分離分析するものである。実際の分析では，ヘテロデュ
プレックス形成と組み合わせることにより，DNA断片中
に1塩基の違いでもあればクロマトグラム上で異なるピー
クとして識別することができる（図33-1）。DHPLC法の
基本原理は高速液体クロマトグラフィーであるが，その分
離モードは疎水性の固定相による逆相分配クロマトグラ
フィーと考えられる。本来，DNAは中性pH付近の水溶
液中ではリン酸基の解離により負に荷電しており，疎水性
の固定相には保持されない。そこで，本法ではトリエチル
アンモニウムのような正荷電を持つ四級アミンをカウン
ターイオンとして添加し，DNAとの間にイオンペアを形
成させ固定相への保持を可能にしている（図33-2）。した

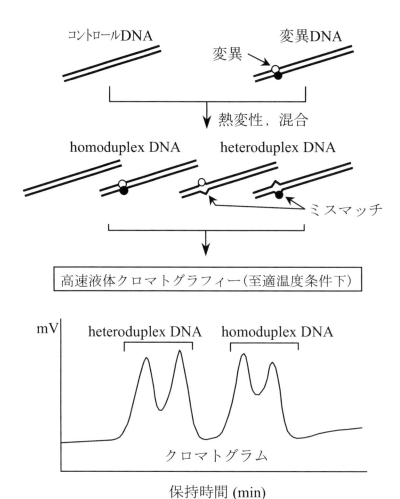

コントロールDNA   変異DNA

変異

熱変性，混合

homoduplex DNA   heteroduplex DNA

ミスマッチ

高速液体クロマトグラフィー(至適温度条件下)

mV

heteroduplex DNA   homoduplex DNA

クロマトグラム

保持時間 (min)

図 33-1. ヘテロデュプレックス-DHPLC 法

がって，本法は厳密にはイオンペアークロマトグラフィー
ということができる。現在，この分析システムは，ウエー
ブ DNA フラグメント解析システム（トランスジェノミッ
ク）として専用装置が市販されている。本装置は自動で
DNA 断片を分取することもでき，今後，様々な分野での
応用が検討されると思われる。

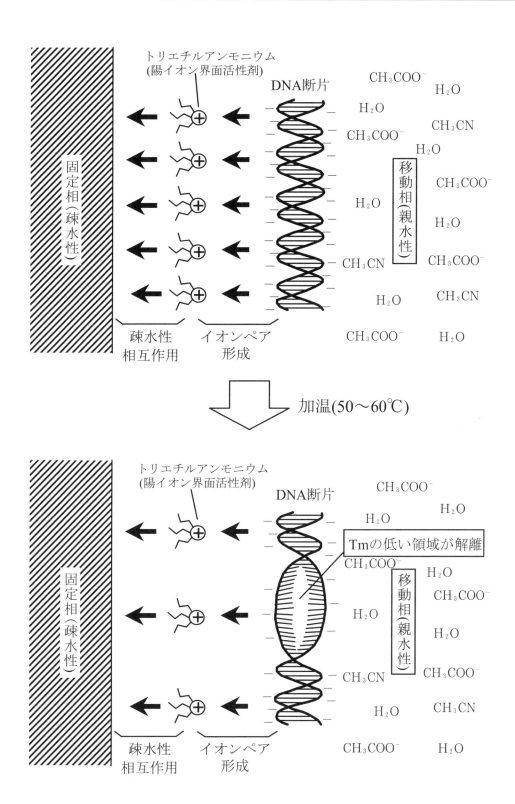

図 33-2. DHPLC の分離機構（イオンペア形成による DNA の保持）

C 遺伝子の塩基配列を１つずつ読み取る

1) DNA シーケンシング

　DNA シーケンシング（DNA sequencing）とは，目的とする遺伝子の塩基配列を１塩基ずつ読み取るもので，時間と労力を必要とするが，今のところ最も信頼性の高い方法である。図 34 に DNA シーケンシングの原理（**サンガー法**，別名**ジデオキシ法**）を示した。本法には，DNA ポリメラーゼⅠの 5'→3' エクソヌクレアーゼ活性を除去した**クレノーフラグメント**（Klenow fragment）*という酵素が使われている。この酵素は，４種類のデオキシリボヌクレオシド３リン酸（dNTPs；PCR の項参照）とプライマー存在下で，１本鎖の DNA を鋳型として新しい DNA 鎖を合成する。この時，dNTP と競合し DNA の合成を停止させる４種類のジデオキシリボヌクレオシド３リン酸**（ddATP，ddGTP，ddTTP，ddCTP；まとめて ddNTPs と表現する）を適当な比率で加えておくと，鋳型 DNA に対して相補的な ddNTP が取り込まれたところで DNA の伸長がストップする。その結果，鋳型 DNA に相補的な ddNTP が 3' 末端に結合した，様々な長さの１本鎖 DNA が作られることとなる。この１本鎖 DNA をアイソトープ

＊　クレノーフラグメント（Klenow fragment）
　DNA 配列に依存して新たに DNA を合成する DNA ポリメラーゼⅠという酵素には，DNA 鎖を 5' から 3' へ合成する 5'→3' ポリメラーゼ活性以外に，5' から 3' に向かって DNA を分解する 5'→3' エクソヌクレアーゼ活性と 3' から 5' に向かって DNA を分解する 3'→5' エクソヌクレアーゼ活性を持っている（表 3 参照）。5'→3' エクソヌクレアーゼ活性は，合成された DNA 鎖の 5' 側（プライマー部分）を削り取るため，電気泳動後のバンド（梯子の様なのでラダーという）が読みづらくなる。そこで，DNA シーケンスの際には，DNA ポリメラーゼⅠから 5'→3' エクソヌクレアーゼ活性だけを除去したクレノーフラグメントが使われている。一方，3'→5' エクソヌクレアーゼ活性は，DNA 伸長の際にミスマッチが生じると，そのヌクレオチドを一度切断し，相補性のある正しいヌクレオチドにつなぎ直すことができる。そのため，この 3'→5' エクソヌクレアーゼ活性は校正（proofreading）活性ともいわれ，DNA 伸長の際には誤りを訂正する有用な活性である。

＊＊　ジデオキシリボヌクレオシド３リン酸（ddATP, ddGTP, ddTTP, ddCTP；まとめて ddNTPs と表す）
　DNA ポリメラーゼを使って新しい DNA 鎖を合成する時には，その基質として４種類のデオキシリボヌクレオシド３リン酸（dNTPs）が必要であるが，この dNTPs 中の五炭糖の 3'-OH を 3'-H に置換したヌクレオチドがジデオキシリボヌクレオシド３リン酸(ddNTPs)である。DNA 伸長の過程で ddNTP が取り込まれると，その DNA 鎖の 3' 末端に -OH がなくなるので，次のヌクレオチドのリン酸とエステル結合が出来なくなり，その段階で DNA の合成がストップする。DNA シーケンスでは，この性質を利用して，dNTP と ddNTP を一定の比率で共存させ，様々な長さの１本鎖 DNA を作っている（図 34）。

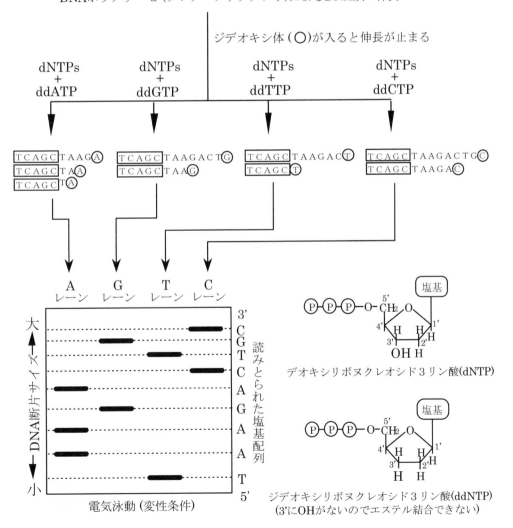

図34. サンガー法（ジデオキシ法）による塩基配列の解析

で標識しておくと，変性条件下のポリアクリルアミド電気
泳動で，1塩基ずつの長さの違いとして各1本鎖DNAが
検出できる。

2）　サイクルシーケンシング

　現在多くの施設では，DNA増幅反応と蛍光標識法を組
み合わせたサイクルシーケンシング（cycle sequencing）
を利用して塩基配列の解析が行われている（図35）。本法
の基本原理はジデオキシ法と同じであるが，*Taq* DNAポ
リメラーゼと共役することで，微量の鋳型DNAから1本
鎖DNAを合成・増幅することができ，蛍光標識でも充分
に検出することが可能となった。また，この反応で合成さ
れた1本鎖DNAは，自動シーケンサーとよばれる装置で
解析され，得られた情報はコンピュータを用いて効率的に
データ処理できるようになった。さらに，最近の自動シー
ケンサーは，従来からのスラブ電気泳動に代わってキャピ
ラリー電気泳動が導入され，ゲル調製の手間もなくなり，
さらに簡便で再現性の良い手法となっている。

D　既知の遺伝子変異を効率よく検出する

　DNAシーケンシングにより目的とするDNA鎖の塩基配
列が解読されると，その情報をもとに変異の有無を迅速に検
出することができる。もちろん，前述のSSCP法やDGGE
法，DHPLC法でも既知遺伝子変異の検出は可能であるが，
これら以外に，様々なアイデアによる検出方法が報告されて
いる。その幾つかを紹介する。

　最も簡単な方法は，制限酵素で切断する方法である。目的
とするDNA鎖の変異部位が，制限酵素の認識配列となって
いる時には，その領域をPCRで増幅後，制限酵素による切
断の有無で変異の存在が簡単に識別できる。しかし，この方
法は，目的DNA鎖の変異領域に制限酵素の認識配列が含ま
れていないと実施できない。そこで，PCRプライマーを設
定する時に，その配列中に1～2塩基程度のミスマッチを入
れて，制限酵素認識部位を積極的に作る方法（primer-specific
restriction map modification）も行われている（図36）。

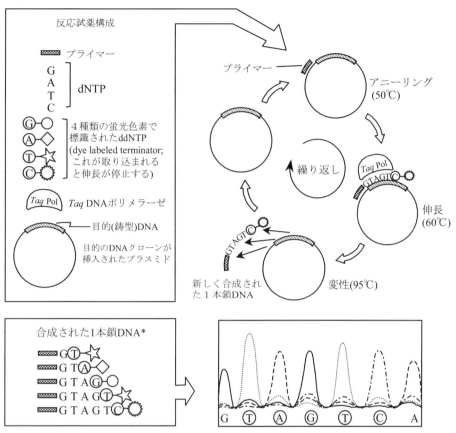

図 35. サイクルシーケンシング（Dye-Terminator 法）

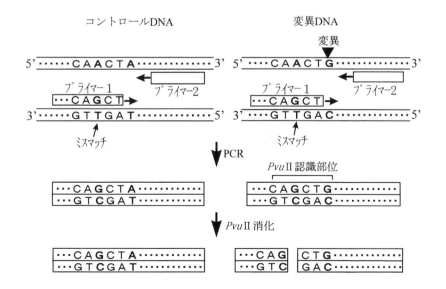

図 36. Primer-specific restriction map modification

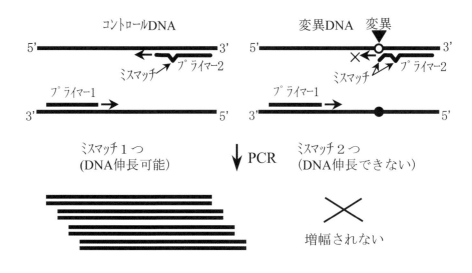

図 37. ARMS法

　PCR を基本原理とする方法には，ARMS 法（amplification refractory mutation system）という方法がある（図 37）。ARMS 法では，片側のプライマーの 3' 末端が目的 DNA の変異（１塩基置換）と一致し，さらにその変異から１〜２塩基上流がミスマッチを作るようにプライマーの塩基配列を設定する。このプライマーを使って PCR をすると，変異を持つ DNA 鎖はプライマーの 3' 側がアニーリングできないため，PCR 産物ができないこととなる。一方，PCR とよく似た方法としては，LCR（ligation chain reaction）法という方法がある（図 38）。LCR 法は，標的 DNA 領域に２対（４個）の DNA プローブをそれぞれ隣接させて結合させ，２対のプローブ間の２カ所の切れ目（ニック；nick）を耐熱性 DNA リガーゼでつなぎ，目的 DNA を増幅する方法である。LCR 法をさらに改良し，プローブ間に２〜３塩基の隙間（gap）を入れ，耐熱性の DNA ポリメラーゼと DNA リガーゼでこの隙間を修復するようにしたものが Gap-LCR 法である。その他，ハイブリダイゼーションを基本原理とするものとして，ASO（allele specific oligonucleotide hybridization）法またはドットブロット（dot blotting）法とよばれる方法が

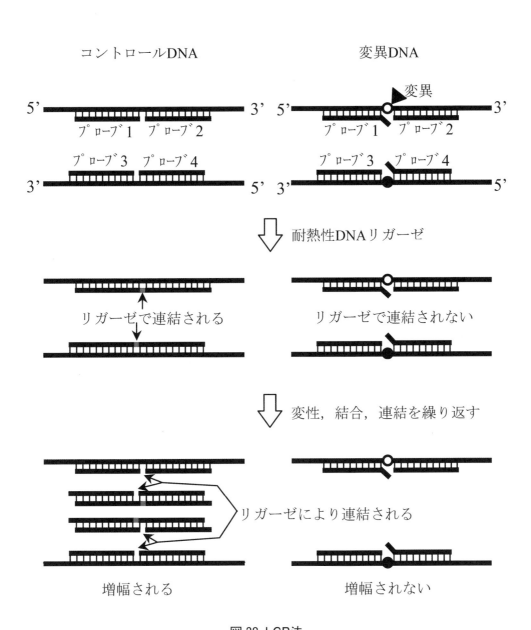

図 38. LCR法

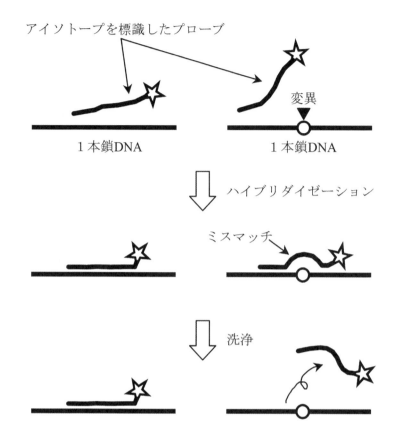

アイソトープを標識したプローブ

変異

1本鎖DNA　　　　　　　　1本鎖DNA

ハイブリダイゼーション

ミスマッチ

洗浄

図 39. ASO（ドットブロット）法

古くから用いられてきた。この方法は，標的 DNA に対して
DNA プローブ（20mer 程度）がハイブリッド形成する時，
その中央付近に 1 塩基でもミスマッチがあると，その結合が
不安定となることを利用したものである（図 39）。その他ユ
ニークな手法としては，遺伝子変異の迅速診断法として融解
曲線分析が最近注目されている。この方法は標的配列に対す
る蛍光プローブのミスマッチを，Tm の違いとして検出する
ものである（詳細はリアルタイム PCR および図 44 を参照）。

Ⅵ　試料中の標的核酸を定量する

　細胞内の mRNA を定量することは，その細胞内における遺伝子の発現状態を知ることと同義であり，極めて重要な意味がある。bcr/abl を代表とする多くのキメラ遺伝子や WT1 遺伝子などの癌関連遺伝子は，その mRNA の定量測定が既に臨床応用されている。また，細菌やウイルスなどが持つゲノム DNA（結核菌，MRSA，EBV，CMV，HBV，HSV など）やゲノム RNA（HCV，HIV など），リボゾーム RNA（結核菌など）の定量測定も，感染症の診断や治療，経過観察の点から，日常診療に欠かせないものとなっている。

　RNA の質的および量的変化は，古くからノーザンブロット法によって解析されてきた。この方法は，現在でも RNA の基本的な分析手法として研究室レベルでは利用されているが，操作が煩雑であることや検出感度・定量性の面で限界があり，日常検査への導入は現実的に不可能である。ここ数年，ウイルス検査を中心として，より効率的で高感度な RNA 定量法が開発されている（表7）。

表7．様々な原理による核酸定量法

PCRを基本原理とする方法	
・競合PCRおよび競合RT-PCR法	
・定量標準物質による非競合RT-PCR法	
・リアルタイムPCR法	
PCRを基本原理としない方法	
・NASBA法（TMA法）	
・TRC法	
・LAMP法	
・SPIAおよびRibo-SPIA法	一定温度で核酸を増幅する方法
・SDA法	
・PALSAR法	
・ICAN法	
・分岐DNAプローブ法	
・DNAチップ（DNAマイクロアレイ）法	

NASBA: Nucleic acid sequence-based amplification
TMA : Transcription-mediated amplification
TRC: Transcription reverse-transcription concerned reaction
LAMP: Loop-mediated isothermal amplification
PIA: Single primer isothermal amplification
SDA: Strand displacement amplification
PALSAR: Probe alternation link self-assembly reaction
ICAN: Isothermal and chimeric promer-initiated Amplification of nucleic acid

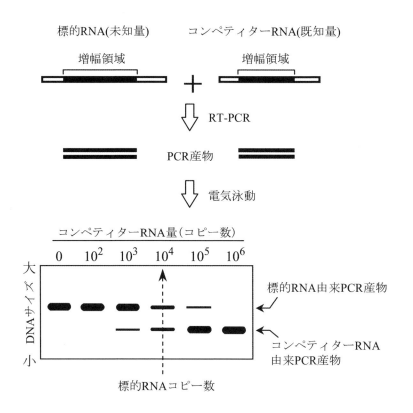

図40. 競合 RT-PCR 法

A　PCR を基本原理とする核酸定量法

1)　競合 RT-PCR 法

　競合 RT-PCR（competitive RT-PCR）は，RT-PCR を行う際に標的 RNA（未知濃度）と競合するコンペティター RNA（既知濃度）を混和し，両者由来の増幅産物の比から目的とする RNA 量を算出するものである（図40）。予め標的 RNA とは異なるサイズのコンペティター RNA を作製しておき，これを RNA 未知量のサンプルへ様々な濃度となるように添加し，RT-PCR 後に電気泳動する。もし，試料中に標的 RNA がなければ，コンペティター RNA 由来のバンドだけ増幅され，逆に標的 RNA が大量に存在すれば，その分だけコンペティター RNA 由来のバンドは増幅されなくなる。したがって，両者由来の増幅産物の量（コピー数）[*]が同じ時のコンペティター RNA 量が，その標的 RNA の初期量（コピー数）ということとなる。

　＊増幅産物の量とバンドの濃さ
　標的核酸由来のバンドとコンペティター由来のバンドの濃さは，取り込まれたエチジウムブロマイドに比例する。標的核酸配列がコンペティターの2倍のサイズであれば，前者由来のバンドは後者由来よりも2倍の濃さとなる。

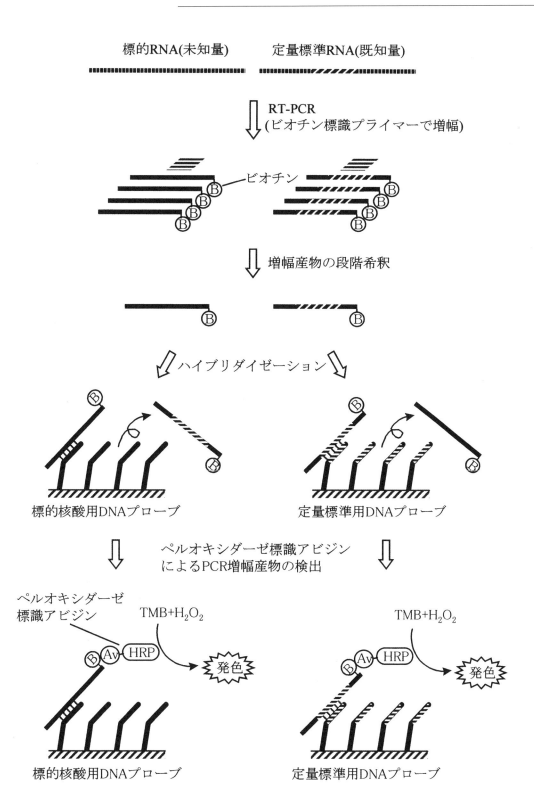

図 41. 定量標準物質を用いた非競合 RT-PCR 法（アンプリコアモニター）

2) **定量標準物質を用いた非競合 RT-PCR 法**

一方，RT-PCR の過程で，標的 RNA（未知量 RNA）と定量標準 RNA（既知量 RNA）が競合しない反応条件を設定することにより，定量標準 RNA を内部標準として標的 RNAを定量する方法が開発されている（図 41）。この方法では，標的 RNAと定量標準 RNAが互いに競合することなく，それぞれ初期濃度に正比例して増幅されるので，その比例係数を定量標準 RNA量に乗じて標的 RNAの初期濃度（コピー数）を求めることができる。本法は，ウイルスなどの幅広い測定レンジに対応するため，PCR増幅産物を段階希釈した後に捕捉プローブへハイブリダイズするよう工夫されている。また，本法の検出系には酵素反応が利用され，PCR 後の増幅産物は電気泳動をすることなく定量できるようにシステム化されている。本測定システムは，HIVやHCVなどのRNA 定量キット（アンプリコアモニター：ロシュダイアグノスティックス）および専用装置（コバス・アンプリコア；同）として市販されている。

3) **リアルタイム PCR 法**

① **核酸定量の基本原理**

PCR を利用した核酸定量の最大の弱点は，最終的な増幅産物の量が初期（鋳型）核酸量を正確に反映していない点である。通常の PCR 法は極めて検出感度が高い反面，反応がすぐにプラトーに達するので定量性はほとんど期待できない。このジレンマを克服する方法としては，PCR 前の鋳型 DNA を限界希釈する方法（限界希釈法）や，前述の競合 RT-PCR のごとくコンペティターを加える方法などが行われてきた。これらに加え，最近画期的な核酸定量法として**リアルタイム PCR**（real time PCR）とよばれる方法が注目されている。

リアルタイム PCR 法とは，サイクル毎の増幅産物量をモニターし，そのカイネティクスから初期核酸量を求める方法である。以下に DNA を対象とした核酸定量法について概説する。図 42-1 は，通常の PCR とリアルタイム PCR を比較したものである。今，3つの試料A，

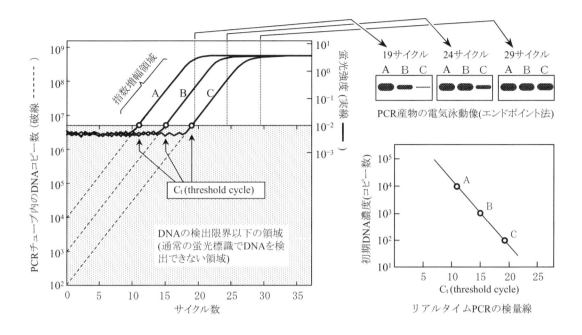

図 42-1. 通常の PCR (エンドポイント法) とリアルタイム PCR の比較

B，C中に，それぞれコピー数の異なる標的 DNA が含
まれているとする。これらを通常の PCR で 19，24 お
よび 29 サイクル増幅し，電気泳動後に蛍光染色したも
のが図右上の電気泳動像である。図左は標的 DNA のコ
ピー数理論値（破線）とリアルタイム PCR により得ら
れた各サイクルの蛍光強度(実線)を示したものである。
試料A，B，C中の標的 DNA の初期量（コピー数）は
それぞれ 10^4, 10^3, 10^2コピー（サイクル数 0 の縦軸値）
であるが，サイクル数 29 の泳動像では 3 試料中の増幅
産物量が等しくなり，もはや初期量を比較することはで
きない。つまり，通常の PCR 法はエンドポイント法で
あるため，予め設定したサイクル数が指数増幅領域にあ
る場合（図 42-1 ではサイクル数 19 の場合）のみ定量測
定が成立することとなる。しかし，全ての試料が指数増
幅領域に位置するようにサイクル数を設定することは現
実的には不可能である。
　一方，リアルタイム PCR 法では，サイクル毎に検出さ
れる蛍光強度が規定値（予め設定された値；図 42-1 で

は蛍光強度 10^{-2}）に達した時のサイクル数（threshold cycle;Ct）を求め，その値から初期核酸濃度の定量を行うものである。既知濃度の基準試料を用いて予め検量線（図42-1右下）を作製しておけば，未知濃度試料の Ct から初期 DNA 濃度（コピー数）を算出することができる。リアルタイム PCR による核酸定量は，PCR の増幅効率（図42-1 の破線の傾き）が各サンプルや標準試料において一定であることが前提となる。図42-2 はリアルタイム PCR のカイネティクスならびに核酸定量への平均増幅効率の影響についてまとめたものであるが，ここに示すように PCR における平均増幅効率の良し悪しは核酸定量の検出感度や測定レンジに直接影響を与えることがわかる。

　現在，リアルタイム PCR 専用機として，マイクロ[*]プレート上で増幅産物の蛍光強度をモニターする装置（Applied Biosystems、BioRad）やキャピラリー中で増幅産物をモニターする装置（ロシュダイアグノスティックス）などが市販されている。前者は多検体処理に適しているが，キャピラリー式 PCR に比べると1検体当たりの反応所要時間（2～3時間）が比較的長い。一方，後者は全ての反応がマイクロキャピラリー内で行われるため，急速な温度コントロール（1～2サイクル／分）が可能であり20～30分間で全ての反応を終了させることができる。また，両者とも遺伝子変異や非特異産物を検出する融解曲線分析を行うことができる。

② **増幅産物のモニタリングシステム**

　リアルタイム PCR の検出系として現在実用化されているモニタリングシステムには，**インターカレーション法**と**特異的蛍光プローブ法**の2つの方法がある（表8）。インターカレーション法とは，2本鎖 DNA に結合して蛍光を発するインターカレーター性の蛍光色素を用いて PCR 増幅産物をモニターする方法である。従来から電気泳動後の DNA 蛍光染色に用いられてきたエチジウムブロマイドも2本鎖 DNA にインターカレートする蛍光

＊リアルタイム PCR
　近年では、マイクロプレートによる大量検体の一斉測定が主流となっている。

PCRによる核酸増幅は以下の式で定義される。

$$[DNA_n] = [DNA_0] \times (1+E)^n$$

$$\left[\begin{array}{l}[DNA_0]:核酸初期量,\ [DNA_n]:核酸増幅量,\\ n:サイクル数,\ E:平均増幅効率;0 < E < 1\end{array}\right]$$

両辺の対数をとると

$$\log[DNA_n] = \log[DNA_0] + \log(1+E)^n$$
$$= \log[DNA_0] + n \cdot \log(1+E)$$

Threshold cycle(C_t)は，定量性が確保された指数関数的増幅領域に位置するので，サイクル数がC_tの時のDNA増幅量を[DNA_t]とすると

$$\log[DNA_t] = \log[DNA_0] + C_t \cdot \log(1+E)$$

この式は以下のように書き換えることができる。

$$\mathbf{\log[DNA_0] = -\log(1+E) \cdot C_t + \log[DNA_t]}$$ - - - - - - - - - - ただし，C_tが指数増幅領域に位置することを前提とする

つまり**$\log[DNA_0]$をY軸，C_tをX軸，$-\log(1+E)$を傾き**とした直線検量線が成立する。したがって，検量線の傾きは平均増幅効率（E）によって規定されることとなり，$\mathbf{E = 10^{-検量線の傾き} - 1}$で表される。この式から平均増幅効率（E）と検量線の関係を調べ，核酸定量への影響を考察すると以下のようになる。

E＝1.00の時　→　傾き＝－0.301　→　初期DNA量10倍当たり1／0.301（約3.3）サイクルの変化

E＝0.75の時　→　傾き＝－0.243　→　初期DNA量10倍当たり1／0.243（約4.1）サイクルの変化

E＝0.50の時　→　傾き＝－0.176　→　初期DNA量10倍当たり1／0.176（約5.7）サイクルの変化

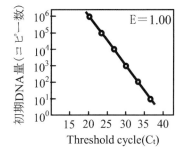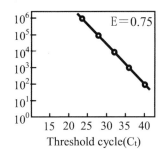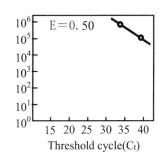

すなわち，**平均増幅効率（E）の低下**は，検量線の右方移動および傾斜角度低下をもたらし，核酸定量における**検出感度低下，測定レンジ幅減少**に直接影響する。

図 42-2. リアルタイム PCR の反応速度論

表 8. 増幅産物のモニタリングシステム

インターカレーション法
　　　・SYBR Green I 法
　　　・Pico Green法
特異的蛍光プローブ法
　　　・5'ヌクレアーゼアッセイ法(TaqManケミストリー)
　　　・ハイブリダイゼーションプローブ法

色素であるが，実際にインターカレーション法として実用化されているのは SYBR Green I や Pico Green である。インターカレーション法は，特別なプローブが不要で既存の PCR 反応条件（プライマーや温度設定など）をそのまま利用でき，しかも比較的高感度な方法である。しかし，非特異的な増幅産物やプライマーダイマーが混在する場合には，それらの蛍光が加算され正確な定量はできない。

　一方，特異的蛍光プローブ法は目的の増幅産物だけを検出しようとする方法で，これまでにいくつかの手法が報告されている。それらの中から，現在実用化されている2つの方法について概説する。まず一つは，1種類の蛍光プローブと *Taq* DNA ポリメラーゼの 5'→3' エクソヌクレアーゼ活性を利用した**5' ヌクレアーゼアッセイ法**（TaqMan ケミストリー；PE バイオシステムズ）である。もう一つは，2種類の蛍光プローブを近接して結合させる**ハイブリダイゼーションプローブ法**（ロシュダイアグノスティックス）である。

　5' ヌクレアーゼアッセイ法では，TaqMan プローブと呼ばれる特殊なオリゴヌクレオチドプローブを使用して増幅産物の検出が行われる（図 43-1）。TaqMan プローブは2つの PCR プライマーに挟まれるようにデザインされており，このプローブの両端にはリポーター色素とクエンチャー色素の2種類の蛍光色素が標識されている。本法の検出原理は，2種類の蛍光色素間に生じる **fluorescence resonance energy transfer**（FRET）と呼ばれる蛍光共鳴エネルギーの転移現象を利用したものである。図 43-1 のごとく，TaqMan プローブ両端の2つの蛍光色素が一定の物理的距離を保っている状態では，励起光を照射しても発光エネルギーの一部がクエンチャーに転移するため，リポーター色素の発光量は減衰している。ところが，PCR の過程でプライマーからの DNA 伸長がプローブに達すると，*Taq* DNA ポリメラーゼの 5'→3' エクソヌクレアーゼ活性によって 5' 側か

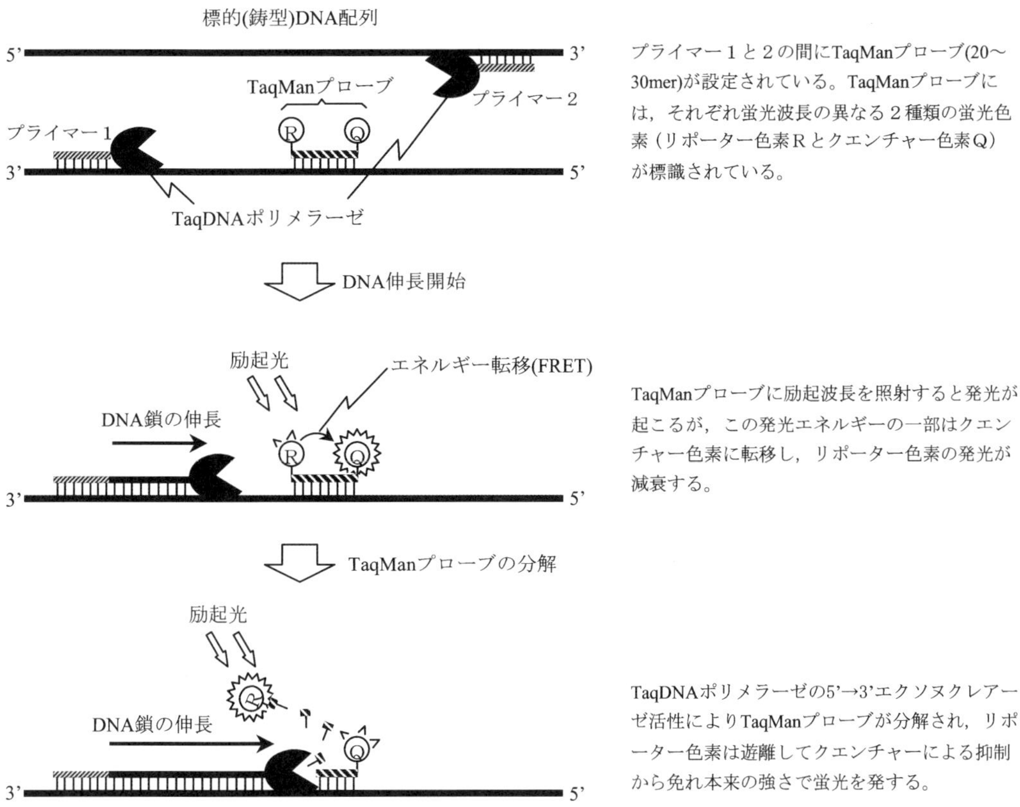

標的(鋳型)DNA配列

プライマー１と２の間にTaqManプローブ(20〜30mer)が設定されている。TaqManプローブには，それぞれ蛍光波長の異なる２種類の蛍光色素（リポーター色素Ｒとクエンチャー色素Ｑ）が標識されている。

TaqManプローブに励起波長を照射すると発光が起こるが，この発光エネルギーの一部はクエンチャー色素に転移し，リポーター色素の発光が減衰する。

TaqDNAポリメラーゼの5'→3'エクソヌクレアーゼ活性によりTaqManプローブが分解され，リポーター色素は遊離してクエンチャーによる抑制から免れ本来の強さで蛍光を発する。

図43-1．5'ヌクレアーゼアッセイ法 (TaqMan ケミストリー)

らプローブが分解される。この分解により遊離したリポーター色素は，クエンチャーからの抑制を免れ本来の強さで蛍光を発するようになる。その結果，PCR の過程で *Taq* DNA ポリメラーゼが標的 DNA 領域を合成した分だけ蛍光強度が増大することとなる。

　ハイブリダイゼーションプローブ法も励起波長の異なる２種類の蛍光色素による FRET 効果を利用したものである。この方法では，２種類のオリゴヌクレオチドプローブ（20 〜 30 mer）を用いて増幅産物の検出が行われるが，それぞれのプローブには別々の蛍光色素（ドナー色素とアクセプター色素）が標識されている（図43-2）。２つのプローブは１〜３塩基の隙間をあけて標的増幅産物に結合するようにデザインされているため，アニーリングの過程で２種類の蛍光色素は増幅断片に近接して結合することとなる。その結果，一定の励起光下

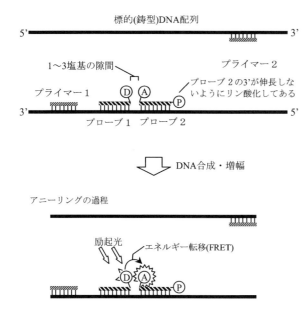

プライマー1と2の間にプローブ1と2が近接して結合するように設定されている。プローブ1の3'にはドナー色素Dが，プローブ2の5'にはアクセプター色素Aがそれぞれ標識されている。また，プローブ2の3'はPCRによる伸長を避けるためリン酸化されている。

PCR各サイクルのアニーリングの際にプローブ1と2が増幅産物にハイブリダイズし，アクセプター色素とドナー色素が接近する。励起光を受けたドナー色素からアクセプター色素にエネルギ転移が起こり，アクセプター色素が蛍光を発する。DNA伸長の時にプローブは5'エクソヌクレアーゼ活性により分解されるが，両プローブは反応液中に充分量あるので，次のアニーリングで再びハイブリダイズすることとなる。したがって，アニーリング直後の蛍光強度を毎回測定すれば増幅産物の量がモニターできる。

図 43-2. ハイブリダイゼーションプローブ法

ではドナー色素からアクセプター色素へのエネルギー転移が生じる。このアクセプター色素の蛍光強度を測定すれば，増幅産物の量をモニターすることができる。

　5'ヌクレアーゼアッセイ法のリポーター色素とクエンチャー色素は，ハイブリダイゼーションプローブ法のドナー色素とアクセプター色素にそれぞれ相当するものである。2つの方法は，いずれもFRET効果を利用したものであるが，前者はFRET効果から解放されたリポーター色素の蛍光強度を測定するもので，後者はエネルギー転移により増強したアクセプター色素の蛍光強度を測定するものである。つまり，両者は全く逆の反応を利用したものといえる。特異的蛍光プローブ法は，増幅された標的DNAを特異的に検出することができる画期的なモニタリングシステムであるが，増幅断片サイズやプライマー，プローブの設定に様々な制約があり，これらの条件設定がやや煩雑である。しかし，現時点では特異的蛍光プローブを用いたリアルタイムPCRが，最も信頼性の高い核酸定量法といえよう。

③　融解曲線分析

　リアルタイム PCR の専用機は，核酸定量を行うだけ
でなく，もう一つユニークな解析方法に利用すること
ができる。それは温度コントロール機能と蛍光強度の
モニタリング機能による**融解曲線分析**（melting curve
analysis）である。融解曲線分析とは，PCR 完了後に反
応液の温度を低温から高温に徐々に上昇させ，増幅産物
自身（インターカレーション法）あるいは標的配列と蛍
光プローブ（特異的蛍光プローブ法）の熱変性による蛍
光強度の変化をモニターし，増幅産物の質的変化を解
析する方法である。融解曲線分析を行うことで，プラ
イマーダイマーや非特異的増幅産物の混在を確認した
り，遺伝子変異のスクリーニングを行うことができる。
図 44 に融解曲線分析による遺伝子変異検出の一例を示
した。ここに利用されている増幅産物のモニタリングシ
ステムはハイブリダイゼーションプローブ法である。
図 44 のアンカープローブにはアクセプター色素（図中
A）が，ミューテーションプローブにはドナー色素（図
中D）がそれぞれ標識され，さらにアンカープローブの
方がミューテーションプローブよりも長く，後者の Tm
が小さくなるようにデザインされている。PCR 完了後，
もし変異を含む DNA 断片が増幅されていれば，その変
異部分とミューテーションプローブの間にミスマッチ
が生じ，プローブの Tm は本来の値よりも低いものと
なる。したがって，温度を徐々に上げていくと，変異
DNA にハイブリダイズしたミューテーションプローブ
は，コントロール DNA（ミスマッチなし）にハイブリ
ダイズした時よりも低い温度で解離し，蛍光強度を急速
に低下させることになる。この温度上昇にともなう蛍光
強度の変化（融解曲線）を一次微分することにより，そ
の変曲点をグラフ上にピークとして表すことができる。
もし，増幅産物が全て変異 DNA であればピークの位置
は，低温側にシフトすることになり，変異 DNA とコン
トロール DNA の両者が混在する場合にはピークは二峰

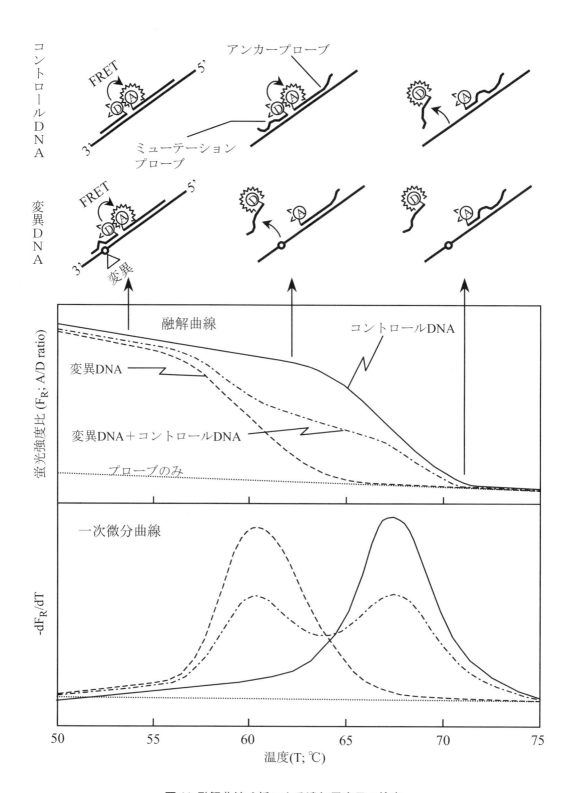

図 44. 融解曲線分析による遺伝子変異の検出

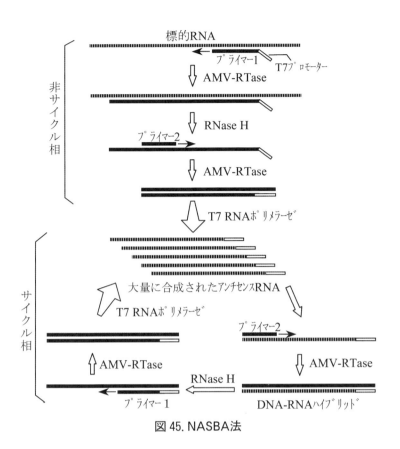

図 45. NASBA法

性となる。すなわち，融解曲線分析とは，増幅産物の標
的配列と蛍光プローブとの間で形成される相補的結合の
強度を，グラフ上のピークとして表すものである。現在，
この方法はヒトの遺伝子変異や多型解析，細菌のジェノ
タイピングなど，様々な領域で応用が検討されている。

B　PCRを基本原理としない核酸定量法

1）　NASBA法および競合NASBA法

　NASBA（核酸配列依存増幅；nucleic acid sequence based
amplification）法とは，3つの酵素〔① AMV 逆転写酵素(avian
myeloblastosis virus 由来の逆転写酵素)，② T7 RNA ポリ
メラーゼおよび③ RNase H〕を組み合わせ，一定温度で
目的とする RNA を増幅する技術である（図 45）。したがっ
て，本法は PCR 法と異なりサーマルサイクラーを必要と
しない。NASBA 反応は，非サイクル相（1 本鎖 RNA か
ら 2 本鎖 DNA が合成される過程）とサイクル相（2 本鎖

DNA をもとに RNA と DNA が交互に増幅される過程）
の 2 つ過程で構成されている。非サイクル相では，標的
RNA の 3' 側にプライマー 1 が結合（アニーリング）し，
AMV 逆転写酵素と RNaseH の働きにより 2 本鎖 DNA
が合成される。この時，プライマー 1 の 5' 側には，T7
RNA ポリメラーゼが認識する T7 プロモーター配列も含
まれている。そのため，最終的に合成される 2 本鎖 DNA
の下流側には，このプロモーター配列がセンス鎖とは逆向
きに（アンチセンス側に）組み込まれることとなる。サイ
クル相では，T7 RNA ポリメラーゼが T7 プロモーター
配列を認識して，非サイクル相で合成された 2 本鎖 DNA
から大量（約 100 コピー程度）のアンチセンス RNA を合
成する。このアンチセンス RNA の 3' 側にプライマー 2
が結合すると，AMV 逆転写酵素により DNA-RNA ハイ
ブリッドが形成され，さらに RNase H により DNA-RNA
ハイブリッドの RNA だけが分解され 1 本鎖 DNA とな
る。AMV 逆転写酵素には，DNA 配列依存性の DNA ポ
リメラーゼ活性もあるので，1 本鎖 DNA に結合したプラ
イマー 1 をきっかけに 2 本鎖 DNA が合成される。この 2
本鎖 DNA が形成されると，T7 RNA ポリメラーゼが T7
プロモーター配列を認識できるようになり，再びアンチセ
ンス RNA を大量に合成する。このサイクル反応が繰り返
されることにより，標的 RNA は RNA ／ DNA 混合物と
して大量に増幅される。これらの反応は，全て単一の温度
で行われる。また，この方法は基本的には DNA の増幅も
可能である。すなわち，非サイクル相のところで，DNA
を鋳型にプライマー 1 と AMV 逆転写酵素（または DNA
ポリメラーゼ）を作用させ，T7 プロモーター配列を組み
込んだ 2 本鎖 DNA を合成すれば，この 2 本鎖 DNA をそ
のままサイクル相で増幅することができる。

　競合 NASBA（competitive NASBA）法では，競合 RT-
PCR と同様に，既知濃度のコンペティター RNA を反応液
中に添加して増幅反応を行い，標的 RNA およびコンペティ
ター RNA 由来の各増幅産物の比から標的 RNA 量を求め

る。この方法は，HIV-1 の RNA 定量や転写因子の一つで
ある WT1 の発現量の解析方法として試みられている。

2)　その他の定温核酸増幅法

　　表7に示したとおり，NASBA 法以外にもサーマルサイ
クラーを必要としない定温核酸増幅法として，LAMP 法，
TRC 法，SPIA 法，SDA 法，PALSAR 法，ICAN 法など，
数多くの核酸増幅技術が開発されている。これらの方法
は，装置の温度管理が容易であることや迅速診断が可能で
あることから，今後，病院等の検査室に広く普及すること
が予想される。

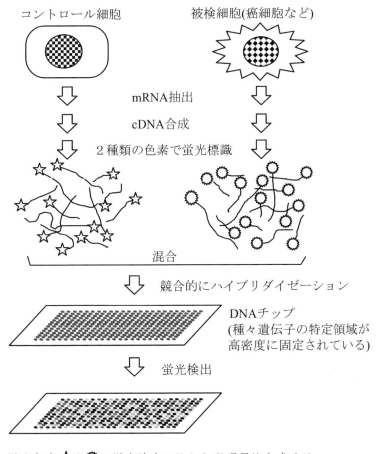

図 46. DNA チップによる遺伝子発現の解析

3）DNAチップ（DNAマイクロアレイ）法

　近年，遺伝子発現の研究方法として革命的な手法が導入
されつつある。これが，いわゆるDNAチップ（DNAマ
イクロアレイ）を用いた多種mRNAの一斉分析である。
DNAチップとは，数センチ四方のガラス基盤上に，大量（数
千～数万個）のDNA断片がそれぞれ個別に固定されたも
ので，この上で試料から合成した多種cDNAをハイブリ
ダイズさせ，どんな種類の遺伝子がどの程度発現している
か解析するものである（図46）。本法は厳密には定量法で
はなく2種類の試料中に含まれる核酸の相対的な量比を解
析するものである。一般にはコントロール細胞と被検細胞
の遺伝子発現パターン（mRNAの量）を比較解析する際
に用いられる。図46のごとく，コントロール（正常細胞）
および被検試料（癌細胞）から抽出した全mRNAをもと
にcDNAを合成し，これらを別々の蛍光色素で標識して
ターゲットDNA*とする（例えば正常細胞由来の全cDNA
は緑色蛍光，癌細胞由来の全cDNAは赤色蛍光という具
合に標識する）。次に両cDNAを混ぜて，DNAチップ上
のプローブDNA*へ競合的にハイブリダイズさせる。正常
と癌細胞の遺伝子発現量に差がないDNAクローンでは，
緑と赤の中間色で黄色蛍光を発することになるが，もし癌
細胞中に発現亢進した遺伝子があれば，そのクローンは赤
色蛍光を発することになる。つまり2種類の色素の蛍光強
度の比から，両細胞内における遺伝子の相対発現量を測定
するのである。従来から遺伝子発現の解析にはノーザンブ

---

* ターゲットDNAとプローブDNA
　通常のin situ-ハイブリダイゼーションなどでは，組織などの未知試料に対して，蛍光あるいはアイソトープ標識された既知のDNA断片をハイブリダイズするので，前者（試料側のDNA）をターゲットDNA，後者（ラベルされたDNA）をプローブDNAとよんでいる。しかし，DNAチップを用いた遺伝子発現解析では，蛍光色素でラベルされているのは生体試料由来の未知のcDNAで，ハイブリダイズするガラス基板上の既知のDNA断片にはラベルされていない。そのためDNAチップを用いた論文では，解釈の違いによりプローブDNAとターゲットDNAという言葉の使い方が逆になっている場合が多い。すなわち，ラベルした方をプローブと考えると，未知試料側のDNAがプローブでガラス基盤側のDNAがターゲットとなるが，未知試料中のDNAをターゲットとして検索すると考えればその逆となる。この点に関しては，1999年のNature Genetics（vol.21）のSupplementの最初のページに用語の統一に関する提言が掲載されている。本書ではその提言にしたがい，ラベルされた未知DNA側を"ターゲット"，ガラス基盤に固定された既知DNA側を"プローブ"とした。

ロット法が使われてきたが，この方法は操作が煩雑で一回の実験に3〜4日を必要とする。これに対しDNAチップ法では，一回の実験で数千〜数万回分のノーザンブロット解析に匹敵するデータを得ることができる。さらに，この発現パターンはコンピュータにより解析され，DNAチップ上の番地から各クローンの塩基配列情報やホモロジー検索などが，インターネット（Web）上で簡単に行えるようにシステム化されている。

　DNAチップの作製原理には大別して2種類の方法がある。まず一つは，Stanford大学のBrown研究室で開発された手法で，予め調整されたcDNAを高密度にガラス基盤上へスポットする方法である（Stanford方式）。もう一つは，Affymetrix社により開発された手法で，直接ガラス基盤上で *in situ* にDNA断片を合成していく方法である（Affymetrix方式）。Affymetrix方式では，DNAを18〜25mer程度の断片として，半導体製造と同様に光化学反応により合成するため，半導体チップになぞらえてDNAチップとよばれていた。そのため当初は，DNAマイクロアレイという場合にはStanford方式を，DNAチップという場合にはAffymetrix方式をそれぞれ指していた。しかし，現在では両者を総称してDNAチップとよばれることが多い。元々マイクロアレイテクノロジーは，ヒトゲノム計画の強力な戦略の一つとして開発が始まったものであるが，現在では遺伝子発現の解析法として，癌遺伝子研究や新薬開発などの様々な分野に積極的に応用されている。今後，ヒトゲノムの機能解析とも相俟って，その応用範囲は急速に発展するものと思われる。

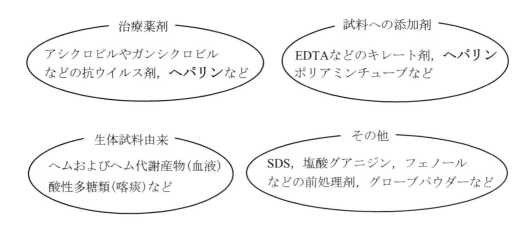

治療薬剤
アシクロビルやガンシクロビルなどの抗ウイルス剤，**ヘパリン**など

試料への添加剤
EDTAなどのキレート剤，**ヘパリン**ポリアミンチューブなど

生体試料由来
ヘムおよびヘム代謝産物(血液)酸性多糖類(喀痰)など

その他
SDS，塩酸グアニジン，フェノールなどの前処理剤，グローブパウダーなど

＊ヘパリンは抽出処理の過程でDNA鎖に結合し，以降の反応に持ち越される

図 47. PCR における増幅阻害物質

C　核酸測定に影響を与える諸因子

1)　PCR における増幅阻害物質

　PCR を行う際に反応阻害物質が共存すると，誤った結果を生むこととなる。PCR における DNA 伸長反応を阻害する物質としては，ヘパリン，キレート剤（EDTA など），ヘムとその代謝産物，抗ウイルス剤（acyclovir やgancyclovir），喀痰中の酸性多糖類などが知られている（図47）。多くのものは通常の抽出操作の過程で除去されるが，治療薬や抗凝固剤として使われるヘパリンは，抽出操作の過程で核酸に結合するため，次の反応に持ち越され逆転写反応や PCR における DNA 合成を強力に阻害する。また，抽出操作が適切に行われなければ，血液由来のヘムやその代謝産物あるいは acyclovir や gancyclovir などが PCR に持ち越され反応を阻害することもある。ゴム手袋中のパウダー（デンプンの粉）も PCR を阻害するという。臨床材料の場合には，その他にも様々な PCR 阻害物質が混在しているものと思われる。未知の PCR 阻害物質も含めると，これらの阻害物質全てに有効な回避策は今のところないが，いくつかの簡単な回避策が知られている。例えば，核酸抽出後のサンプルに残存するヘパリンに対しては，ヘパリナーゼを添加してその影響を回避することも試みられて

いる。試料中に標的核酸が充分ある場合には，簡単な希釈操作によって阻害物質の影響を低減できることもある。また，このような増幅阻害物質の影響をチェックする方法としては，試料中に内部標準物質を添加し標的核酸と同時に増幅する方法（アンプリコアモニターなど）や各試料の増幅効率をモニターする方法（リアルタイム PCR）が有効である。

2）　RNA 定量における内部標準物質の意義

ウイルスなどを対象とした RNA 定量の場合には，抽出効率，逆転写効率および増幅効率に起因する誤差が定量結果に直接影響する。特に液状試料（血清や尿など）を対象とした場合には，これらの誤差を是正するために内部標準物質の添加が有効である。その際，抽出，逆転写，増幅の

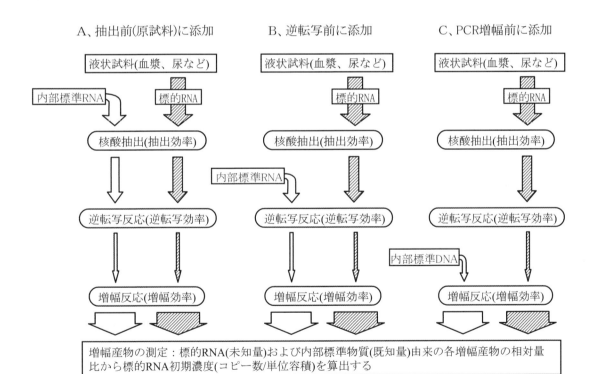

A、抽出前(原試料)に添加　　B、逆転写前に添加　　C、PCR増幅前に添加

増幅産物の測定：標的RNA(未知量)および内部標準物質(既知量)由来の各増幅産物の相対量比から標的RNA初期濃度(コピー数/単位容積)を算出する

　Aは抽出効率，逆転写効率および増幅効率の変動を全て是正できる理想的な方法である。Bは抽出効率が是正できない。Cは各アッセイ毎の抽出効率や逆転写効率の変動が是正されないため，厳密には同一アッセイ内における相対値しか評価できない。Aの方法は最も理想的であるが，現実的には不安定な RNA をそのまま原試料に加えることは出来ない。そこで予め抽出試薬中に既知量の RNA を加えておき，抽出と同時に原試料へ内部標準物質が添加される方法が行われている。

図 48. RNA 定量における内部標準物質添加のタイミング

どのステップで内部標準物質を添加するかが重要な問題となってくる（図48）。現在，市販されているアンプリコアモニターは，核酸抽出試薬の中に内部標準物質（定量標準RNA）を入れてサンプル処理が行われるため，内部標準による定量という観点からは理想的な方法と考えられる。しかし，ウイルスRNAが蛋白膜に被覆された状態で存在しているのに対し，添加される内部標準物質はRNAそのものであり，厳密には抽出効率は補正されていない可能性がある。将来的には，試料中の標的物質に近い物性を持った内部標準物質（例えばRNAを蛋白膜で人工的に被覆したようなもの）が開発されることが期待される。

　一方，細胞内の特定遺伝子（例えば癌関連遺伝子など）の発現を解析する場合には，β－アクチンや glyceraldehyde-3-phosphate dehydogenase（G3PDH），hypoxanthine guanine phosphoribosyl transferase（HPRT）などのハウスキーピング遺伝子（図9参照）を内部標準として測定が行われている。すなわち，臨床材料を用いた遺伝子発現解析の際には，細胞数や最終的なRNA収量を常に一定にすることは不可能であるため，発現が一定に保たれているハウスキーピング遺伝子を基準に，標的遺伝子の相対的発現量が測定されている。しかし，ハウスキーピング遺伝子であっても，組織特異的あるいは発生・分化段階特異的に発現量が変化する場合があるので注意が必要である。また，癌細胞を対象とした場合には，細胞自体の代謝系が変化し，発現遺伝子のパターンが一部のハウスキーピング遺伝子を巻き込んで著しく変わっている場合がある。このような場合には複数のハウスキーピング遺伝子でその変動を確認する必要がある。

Ⅶ　ファンクショナルクローニングから　　　　　　　　　　ポジショナルクローニングへ

　新規遺伝子のクローニング技術は，近年の分子生物学的手法の驚異的な発展により，大きく様変わりしている。従来，遺伝病などの未知病因遺伝子を単離する場合には，まず，その病気の原因となる蛋白質（酵素やホルモン，受容体など）の生化学的な機能異常が明らかにされ，その蛋白質のアミノ酸配列や抗体等を利用して病因遺伝子のスクリーニングが行われてきた。このような方法を**ファンクショナルクローニング**と称する。ファンクショナルクローニングは，病因遺伝子から発現される蛋白質の機能が既に解明されていることを前提としている。しかし，多くの遺伝病ではその生化学的特性が未だ解明されておらず，これらの疾患ではファンクショナルクローニングは適応されなかった。

　これに代わって登場したのが**ポジショナルクローニング**である。この方法の概略を以下にまとめる。ポジショナルクローニングでは，まずその疾患を発症する同一家系を対象に**連鎖解析**（linkage analysis）*を行い，病因遺伝子の染色体上の大まかな位置を決定することから解析が始まる（図49）。すなわち，同一家系内において，疾患発症者には共通して受け継がれるが，非発症者には共通して受け継がれない遺伝子領域を見つけ出す。この連鎖解析には，染色体 DNA

---

*　**連鎖解析**（linkage analysis）
　　ヒトをはじめとする有性生殖生物では，生殖細胞の核分裂は減数分裂という形態をとっている。減数分裂の際には，対合した相同染色体の間に時として交差（crossing over）が起こり，その部位を起点に染色体の一部が組み換えられる。この遺伝子の組み換えは，両親から受け継いだ遺伝子が次の世代において多様性を持つ一つの原因となっている。このことは，同一染色体上に存在する 2 つの遺伝子領域は，その距離が遠いほど交差により分離される確率が高く，逆に近いほど一緒に移動（連鎖）する確率が高いことを意味している。そこで，この原理を利用し，既に分かっている染色体上の複数の目印（マーカー；本文参照）を使って，同一家系内で病気発症と連鎖するマーカーの遺伝的距離（ロッド得点）を求め，病因遺伝子の存在する領域を検索する。これらのデータ処理には，様々なプログラム（LINKAGE や LIPED など）が利用されている。これにより，その病気の発症と最も連鎖する DNA マーカーが特定され，そのマーカーの近傍に問題の病因遺伝子が位置していることとなる（図 49 参照）。

A．減数分裂で生じる交差は同一染色体上の遺伝子を分離する

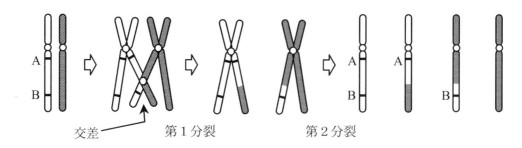

交差　　　　第1分裂　　　　第2分裂

連鎖解析の基本原理は，減数分裂(第1分裂前期)で生ずる交差を利用したものである。これにより相同染色体間で遺伝子が交換され，同一染色体上に連鎖していた遺伝子は分離される。

B．RFLPを利用した連鎖解析 (常染色体性優性遺伝病)

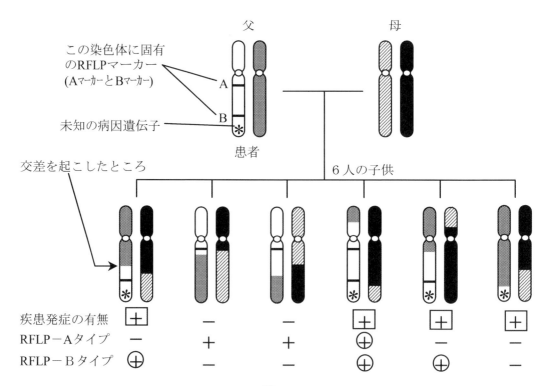

父　　　　　母

この染色体に固有
のRFLPマーカー
(AマーカーとBマーカー)

A

B

未知の病因遺伝子

患者

6人の子供

交差を起こしたところ

疾患発症の有無	±	−	−	±	±	±
RFLP−Aタイプ	−	+	+	⊕	−	−
RFLP−Bタイプ	⊕	−	−	⊕	⊕	−

病因遺伝子とRFLPが連鎖する確率 (◯ は疾患発症と連鎖したRFLPを示す)
Aマーカー：1／4→25%
Bマーカー：3／4→75%　→　病因遺伝子はマーカーBの近傍に存在する
(染色体上の距離が近いほど連鎖しやすい)

図 49.連鎖解析による病因遺伝子の検索

上で父と母由来の領域が識別できるような目印（マーカー）が必要である。このマーカーとしては，制限酵素切断による多型（restriction fragment length polymorphism；**RFLP**）や，数十塩基の繰り返しによる多型（variable number of tandem repeat；**VNTR**），数塩基の短い繰り返しによる多型（**マイクロサテライト**；microsatelite または **STR**；short tandemrepeat）などが利用されている（図50）。特に，VNTRやマイクロサテライトは，PCRによりその多型が簡単に検出でき，しかも複数の対立型多型を持つのでヘテロ接合体となりやすいため，容易に父・母由来が識別できるマーカーである。これらのマーカーを用いて連鎖解析し，この病気発症と関連（連鎖）する遺伝子領域が見つかれば，この近くの遺伝子領域をYACベクター（46ページ脚注参照）などを用いてクローン化し，その遺伝子座周辺の物理地図を作製する。そして様々な手法を用いて，この遺伝子領域を絞り込んでいく。最終的には，絞り込まれた染色体DNA断片をプローブとして，cDNAライブラリーをスクリーニングし，発現遺伝子を同定する。このようにポジショナルクローニングでは，病因の生化学的情報が全くなくても，病因遺伝子あるいはその近傍領域を特定することができる。現在，この方法を用いて多くの遺伝子がクローニングされている。

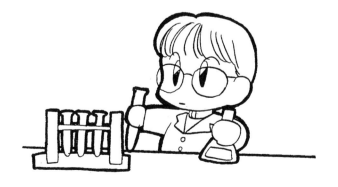

A．RFLPマーカー

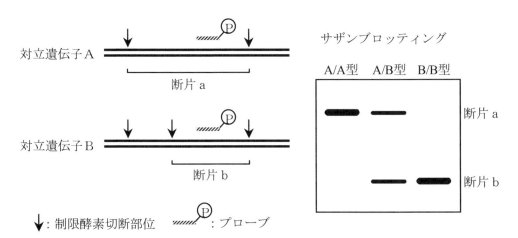

B．繰り返し配列によるマーカー (VNTR、マイクロサテライトなど)

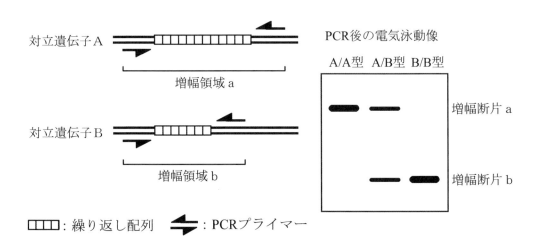

図50. DNA 多型に基づく様々なマーカー

Ⅷ　SNP と近未来の医療システム

A　SNP とは

　SNP（single nucleotide polymorphism の略でスニップと
よばれている）とは，ゲノム塩基配列における1塩基多型の
ことで，ヒトの場合には全ゲノム30億塩基中に300万個以
上（数百塩基に1つ以上）も存在すると考えられている。例
えば，GATCCAT という配列に対して，3番目の T が G や C，
A に置き換わり，GAGCCAT や GACCCAT，GAACCAT
となるものが SNP である。一方，遺伝病などで遺伝子上の
塩基配列が変化することを変異（mutation）というが，厳密
には多型と変異は区別される。一般的には，同一生物種の中
で同一遺伝子上の塩基配列の違いが1％以上ある場合を多型
といい，1％に満たない場合は変異という。例えばヒトの場
合，100人の対立遺伝子200個中の特定領域に異なった配列
が2個以上存在すれば多型とみなされる。SNP はその存在
領域により表9のごとく分類されている。一般的には，遺伝
子の機能に関与する（表現型に影響する）ものは cSNP とよ
ばれ，関与しない他の gSNP から区別されることが多い。現
在，この SNP が医学・薬学分野を中心に注目されている。

B　SNP によるパーソナル医療

　SNP の利用には大別して以下の2つのことが考えられる。

表 9.　SNPの種類と存在部位

種類	略語	存在部位	表現型への影響
coding SNP	cSNP	翻訳領域	可能性あり
untranslated SNP	uSNP	非翻訳領域	可能性あり
regulatory SNP	rSNP	調節領域	可能性あり
intronic SNP	iSNP	イントロン領域	可能性あり
genomic SNP	gSNP	その他の領域	ほとんど可能性なし

　まず，第1に未知遺伝子を検索する際のDNAマーカーとして利用する場合である。従来からのDNAマーカーであるRFLPやマイクロサテライトが，全ゲノム中にそれぞれ数千および数万個程度であるのに対し，SNPでは300万個以上にもなり，超高密度の連鎖解析が期待できる。これが究極のDNAマーカーとして注目される所以である。しかし，SNPはそのパターンが4種（G，A，T，C）のみであるため，連鎖解析などの際にはヘテロとなる確率が少ないことも考えられ，単にDNAマーカーとしての利用は余り威力を発揮しないとの見方もある。

　第2に個体の多様性に関する指標として利用する場合である。これが現在最も注目されている。身近なところでは，アルコールに対する感受性などもSNPに含まれ，ABO血液型もSNPとして捉えることができる。ヒトゲノムを最大公約数的な標準設計図とすると，SNPはそれに個々の多様性を付加するものと考えることができる。ヒトゲノム中に300万

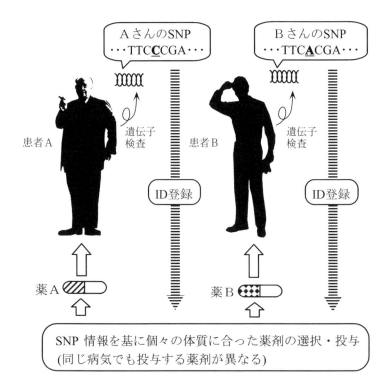

図51. SNPによる近未来医療「パーソナル医療」

個以上もある SNP を用いることで，高精度のジェノタイピングが行え，特定の病気に対する罹り易さや治療薬に対する効果を，個々のレベルで予測することができる。従来まで漠然として捉えられてきた個々人の〝体質〟が SNP により科学的に分類され，それをもとにして診断・治療（投薬）を行う医療システム（「パーソナル医療」あるいは「オーダーメイド医療」などとよばれている）が実現することとなる（図51）。

ところで，個々の多様性に関する指標としての観点からは，SNP は単に高密度のジェノタイピングのためのマーカーというだけでなく，むしろ，その単塩基置換が遺伝子産物の機能に及ぼす影響の方が重要と考えることができる。実際，遺伝子の機能に影響を与える cSNP の方が，gSNP より注目されている。したがって，今後 SNP は単なる多型という枠から多少外れ，疾患関連遺伝子の変異や薬剤耐性遺伝子の変異も含めた〝全ての単塩基置換〟として捉える方が合理的かもしれない。SNP の解析には，PCR を基本原理とするの種々の解析法やジデオキシ法による DNA シーケンシング，SSCP，DHPLC，DNA チップなど様々な方法が応用されている。

これらに加え，最近では DNA 構造依存性のエンドヌクレアーゼ（cleavase）と FRET 効果（リアルタイム PCR の項参照）を組み合わせた Invader 法や，rolling circle amplification と FRET 効果を組み合わせた Sniper 法など，様々な技術が SNP の検出に応用されている。これらの方法は大量検体を迅速に自動処理することが可能である。今後，これらの技術によって SNP に関する情報が蓄積・整理されれば，医療現場への SNP の普及がさらに促進されるものと思われる。

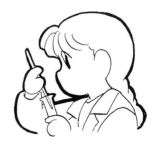

おわりに

　近年，多くの遺伝子解析技術が開発され，基礎研究分野さらには医療の現場まで広がりつつある。臨床検査においては，現状では感染症を中心とした遺伝子検査が中心であるが，将来は腫瘍性疾患や遺伝病の診断なども病院検査室の業務となる可能性がある。また，我が国で試みられている遺伝子治療の場合にも，その治療後の経過観察には遺伝子検査が必要である。その他，単一遺伝子病以外にも若年性糖尿病や本態性高血圧症などのような多くの多因子病においても研究が進められており，将来，発症リスクや予後，治療効果との関連性が明らかにされれば，これらの成果が臨床検査に応用されるかもしれない。

　このような遺伝子検査の実施にあたっては，技術的な問題はもちろん，得られた情報の管理（精度管理，個人情報の守秘）や倫理的側面などを充分配慮する必要がある。そのためには，実際にその業務を行う技術者は，単に技術的側面をカバーするに留まらず，その背景にある分子生物学的あるいは遺伝学的知識を充分理解しておく必要がある。遺伝病の場合には，遺伝子検査の結果が患者自身のみならずその家系全体に与える影響を考えなければならないし，場合によっては患者の予後や余命まで規定してしまうことを認識しなければならない。結果の判断次第では，その後の治療方針や患者の人生までも変えてしまうのである。このような遺伝子検査は遺伝相談も含めた充分な患者フォローが確保されていることを前提に実施すべきである。もちろん，遺伝子検査が登場する前の生化学的診断（例えば酵素活性測定など）でも，このような問題は存在していた。しかし，遺伝子検査の登場は，その言葉が持つ特別な神秘性だけでなく，遺伝子を材料とすることで対象疾患が増えたことや技術的にも簡便化されたことなどが要因となって，このような倫理的問題はクローズアップされ，より身近な問題となってきたのである。

　いわゆる健常者でもいくつかの遺伝子の異常（変異）を持っているが，その多くは劣性遺伝形式であるため病気として表現されることは少ない。例えば常染色体性劣性の遺伝病では，両親が偶然同じ遺伝子に異常を持っている時，はじめてその子供に病気は発症する。したがって，遺伝子に変異が起こるのも病気が発症するのも偶然とい

える。実はこの偶然の遺伝子変異こそ生物の進化に必須のものであり，この〝偶然の変化〞により生物は新たな機能を獲得し，様々な環境変化から生物集団としての種を守ってきたのである。すなわち，遺伝病と生物の進化は表裏一体といえる。医学的には，壊れた遺伝子はその機能の欠落から異常といえるかもしれない。しかし，人類というポピュレーションの中に，遺伝子異常によって病気を発症した個体が，一定の比率で存在することは決して異常とはいえない。したがって，このようなハンディキャップ（必ずしもハンディキャップとはいえない。鎌状赤血球症患者がマラリアに抵抗性を示すように，ある環境ではその遺伝形質が生物活動に優位に作用することがある）を背負った人々のＱＯＬ（quality of life）を，誰も侵害する権利を持ってはいない。このことを強調し稿を終えることとする。

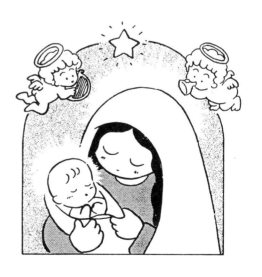

参考文献

【遺伝子診断および分子生物学の参考書】

1) 古庄敏行，井村裕夫 監修：臨床 DNA 診断法：金原出版，東京.

2) 村松正実 編集：医科分子生物学：南江堂，東京.

3) 中村桂子，他 監訳：細胞の分子生物学：教育社，東京.

4) 近藤喜代太郎，他：人類遺伝学の基礎：南江堂，東京.

5) 柴　忠義：遺伝子工学：講談社サイエンティフィック，東京.

6) 田村隆明，山本　雅 編集：分子生物学イラストレイテッド：羊土社，東京.

【遺伝子操作のための実技解説書】

1) 谷口武利 編集：無敵のバイオテクニカルシリーズ「分子生物学実験カード」：羊土社，東京.

2) 中山広樹，西方敬人：バイオ実験イラストレイテッド 第1巻「分子生物学実験の基礎」：秀潤社，東京.

3) 中山広樹，西方敬人：同上 第2巻「遺伝子解析の基礎」：秀潤社，東京.

4) 中山広樹：同上 第3⁺巻（新版）「本当にふえる PCR」：秀潤社，東京.

5) 真壁和裕：同上 第4巻「苦労なしのクローニング」：秀潤社，東京.

6) Sambrook J, Fritsch EF, Maniatis T: Molecular Cloning: A laboratory manual, Cold Spring Harbor Laboratory, Cold Spring Harbor, New York.

【遺伝子解析法に関する原著論文および著書】

PCR 法

1) Saiki RK, et al: Enzymatic amplification of β-globin genomic sequences and restriction site analysis for diagnosis of sickle cell anemia. Science 230: 1350-1354, 1985.

2) Saiki RK, et al: Primer-directed enzymatic amplification of DNA with a thermostable DNA polymerase. Science 239: 487-491, 1988.

RT-PCR 法および競合 RT-PCR 法

3) Poiesz BJ, et al: The use of the polymerase chain reaction in the detection, quantification and characterization of human retroviruses. In Medical Virology 9 : ed. LM de la Maza & EM Peterson, pp 47-75, Plenum Press, New York, 1990.

4) Han H, et al: Regulated expression of immunoglobulin trans-mRNA consisting of the variable region of a transgenic μ chain and constant regions of endogenous isotypes.
Int Immunol 3: 1197-1206, 1991.

5) Choo QL, et al: Isolation of a cDNA clone derived from a blood-borne non-A, non-B viral hepatitis genome. Science 244: 359-362, 1989.

非競合 RT-PCR 法（アンプリコアモニター）

6) Izopet J, et al: Assessment of a standardized reverse-transcriptase PCR assay for quantifying HIV-1 RNA in plasma and serum. J Virol Methods 60: 119-129, 1996.

リアルタイム PCR 法

7) Pamela M, et al: Detection of specific polymerase chain reaction product by utilizing the 5′ → 3′ exonuclease activity of Thermus aquaticus DNA polymerase. Proc Natl Acad Sci USA 88: 7276-7280, 1991.

8) Ishiguro T, et al: Homogeneous quantitative assay of hepatitis C virus RNA by polymerase chain reaction in the presence of a fluorescent intercalater. Anal Biochem 229: 207-213, 1995.

9) Nitsche A, et al: Different real-time PCR formats compared for the quantitative detection of human cytomegalovirus DNA. Clin Chem 45: 1932-1937, 1999.

融解曲線分析

10) Lay MJ, et al: Real-time fluorescence genotyping of factor V Leiden during rapid-cyclePCR. Clin Chem 43: 2262-2267, 1997.

11) Nauck M, et al: Rapid, homogenous genotyping of the 4G/5G polymorphism in the promoter region on the PAII gene by fluorescence resonance energy transfer and probe melting curves. Clin Chem 45: 1141-1147, 1999.

SSCP 法

12) Orita M, et al: Detection of polymorphisms of human DNA by gel electrophoresis as single-strand conformation polymorphisms. Proc Natl Acad Sci USA 86: 2766-2770, 1989.

DGGE 法

13) Fischer SG and Lerman LS: DNA fragments differing by single base-pair substitutions are separated in denaturing gradient gels: correspondence with melting theory. Proc Natl Acad Sci USA 80: 1579-1583, 1983.

14) Sheffield VC, et al: Attachment of a 40-base-pair G+C-rich sequence (GC-clamp) to genomic DNA fragments by the polymerase chain reaction results in improved detection of single-base changes. Proc Natl Acad Sci USA 86: 232-236, 1989.

ミスマッチ切断法

15) Myers RM, et al: Detection of single base substitutions by ribonuclease cleavage at mismatches in RNA: DNA duplexes. Science 230: 1242-1246, 1985.

16) Cotton RG, et al: Reactivity of cytosine and thymine in single-base pair mismatches with hydroxylamine and osmium tetroxide and its application to the study of mutations. Proc Natl Acad Sci USA 85: 4397-4401, 1988.

17) Shenk TE, et al: Biochemical method for mapping mutational alterations in DNA withS1 nuclease: the location of deletions and temperature-sensitive mutations in simian virus 40. Proc Natl Acad Sci USA 72: 989-993, 1975.

DHPLC 法

18) O'Donovan MC, et al: Blind analysis of denaturing high-performance liquid chromatography

as a tool for mutation detection. Genomics 52: 44-49, 1998.

19) Liu W, et al: Denaturing high performance liquid chromatography（DHPLC）used in the detection of germline and somatic mutations. Nucleic Acids Res 26: 1396-1400, 1998.

20) Jones AC, et al：Optimal temperature selection for mutation detection by denaturing HPLC and comparison to single-stranded conformational polymorphism and heteroduplex analysis. Clin Chem 45: 1133-1140, 1999.

DNA シーケンシングおよびサイクルシーケンシング

21) Sanger F, et al: DNA sequencing with chain-terminating inhibitors. Proc Natl Acad Sci USA 74: 5463-5467, 1977.

22) Rosenthal A, et al: New protocols for DNA sequencing with dye terminators. DNA Seq 3: 61-64, 1992.

Primer-specific restriction map modification 法

23) Haliassos A, et al: Modification of enzymatically amplified DNA for the detection of point mutations. Nucleic Acids Res 17: 3603, 1989.

24) Mitsubuchi H, et al: Gene analysis of Mennonite maple syrup urine disease kindred using primer-specified restriction map modification. J Inherit Metab Dis 15: 181-187, 1992.

ARMS 法

25) Newton CR, et al: Analysis of any point mutation in DNA. The amplification refractory mutation system（ARMS）. Nucleic Acids Res 17: 2503-2516, 1989.

LCR 法および Gap-LCR 法

26) Barany F: Genetic disease detection and DNA amplification using cloned thermostable ligase. Proc Natl Acad Sci USA 88: 189-193, 1991.

27) Abravaya K, et al: Detection of point mutations with a modified ligase chain reaction（Gap-LCR）. Nucleic Acids Res 23: 675-682, 1995.

ASO 法／ドットブロット法

28) Saiki RK, et al: Analysis of enzymatically amplified β-globin and HLA-DQ α DNA with allele-specific oligonucleotide probes. Nature 324: 163-166, 1986.

29) Matsuda I, et al: A T-to-A substitution in the E1 α subunit gene of the branched-chain α-ketoacid dehydrogenase complex in two cell lines derived from Mennonite maple syrup urine disease patients. Biochem Biophys Res Commun 172: 646-651, 1990.

NASBA 法および競合 NASBA 法

30) Compton J: Nucleic acid sequence-based amplification. Nature 350: 91-92, 1991.

31) Leone G, et al: Molecular beacon probes combined with amplification by NASBA enable homogeneous, real-time detection of RNA. Nucleic Acids Res 26: 2150-2155, 1998.

32) van Gemen B, et al: Quantification of HIV-1 RNA in plasma using NASBA during HIV-1 primary infection. J Virol Methods 43: 177-187, 1993.

DNA チップ（マイクロアレイシステム）による遺伝子発現の解析

33) DeRisi J, et al: Use of a cDNA microarray to analyze gene expression patterns in human can-

cer. Nat Genet 14: 457-460, 1996.

34) Shalon D, et al: A DNA microarray system for analyzing complex DNA samples　using two-color fluorescent probe hybridization. Genome Res 6: 639-645, 1996.

分岐 DNA 増幅法

35) Pachl C, et al: Rapid and precise quantification of plasma HIV-1 RNA using branched DNA signal amplification technology. J AIDS and Human Retrovirology 8: 446-454, 1995.

36) Todd J, et al: Performance characteristics for the quantitation of plasma HIV-1 RNAusing branched DNA signal amplification technology. J AIDS and Human Retrovirology10: 35-44, 1995.

Q β -replicase 法

37) Tyagi S, et al: Extremely sensitive, background-free gene detection using binary probe and Q β replicase. Proc Natl Acad Sci USA 93: 5395-5400, 1996.

38) Smith JH, et al: Detection of Mycobacterium tuberculosis directly from sputum by using a prototype automated Q-beta replicase assay. J Clin Microbiol 35: 1477-1483, 1997.

Invader 法

39) Kwiatkowski RW, et al: Clinical, genetic, and pharmacogenetic applications of the Invader assay. Mol Diagn 4: 353-364, 1999.

Sniper 法（RCA 法）

40) Lizardi PM, et al: Mutation detection and single-molecule counting using isothermal rolling-circle amplification. Nat Genet 19: 225-232, 1998.

変異遺伝子検出のための各種分析法の比較

41) Grompe M: The rapid detection of unknown mutations in nucleic acids. Nat Genet 5: 111-117, 1993.

遺伝子検査にまつわる諸問題

42) Neumaier M, et al: Fundamental of quality assessment of molecular amplification methods in clinical diagnostics. Clin Chem 44: 12-26, 1998.

43) Witt DJ and Kemper M: Techniques for the evaluation of nucleic acid amplification technology performance with specimens containing interfering substances: efficacy of Boom methodology for extraction of HIV-1 RNA. J Virol Methods 79: 97-111, 1999.

欧 文 索 引

和 文 索 引

著者紹介

奥　宮　敏　可（おくみや　としか）

東京医科歯科大学医学部保健衛生学科卒業
同　大学院医学系研究科博士前期課程修了
高知大学医学部器官制御医学講座病態情報診断学教室 助手
熊本大学医学部保健学科生体情報解析学講座 助教授
オランダ王国エラスムス大学メディカルセンター臨床遺伝学研究部門 客員研究員
熊本大学大学院生命科学研究部生体情報解析学分野 准教授
同　大学院生命科学研究部生体情報解析学分野 教授
医学博士

要点概説　**遺伝子検査技術入門 第2版**

定価：本体 1,800 円＋税

2001 年 3 月 30 日発行　第 1 版第 1 刷
2001 年 6 月 15 日改訂　第 1 版第 2 刷
2003 年 3 月 20 日改訂　第 1 版第 3 刷
2004 年 4 月 5 日改訂　第 1 版第 4 刷
2007 年 3 月 20 日改訂　第 1 版第 5 刷
2020 年 6 月 30 日改訂　第 2 版第 1 刷

著　者　　奥　宮　敏　可

発　行　　リーブル出版

〒 780-8040 高知市神田 2126-1
TEL　088-837-1250
FAX　088-837-1251